协和医生答疑丛书

荣获国家科学技术进步奖

中国医学科学院健康科普研究中心推荐读本

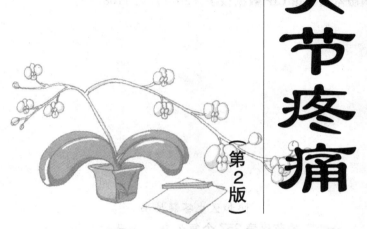

关节疼痛（第2版）

257个怎么办

主　编　杜心如

编　者（以姓氏笔画为序）

孔祥玉　　石继川　　付丽敏

刘春生　　杜心如　　金　合

赵玲秀　　徐艳玲　　焦文学

 中国协和医科大学出版社

图书在版编目（CIP）数据

关节疼痛 257 个怎么办 / 杜心如主编. —2 版. —北京：中国协和医科大学出版社，2014.7

（协和医生答疑丛书）

ISBN 978-7-5679-0103-2

Ⅰ. ①关…　Ⅱ. ①杜…　Ⅲ. ①关节疾病–疼痛–诊疗–问题解答　Ⅳ. ①R684-44

中国版本图书馆 CIP 数据核字（2014）第 116874 号

协和医生答疑丛书

关节疼痛 257 个怎么办（第 2 版）

主　　编：杜心如

责任编辑：吴桂梅

出版发行：中国协和医科大学出版社
　　　　　（北京东单三条九号　邮编 100730　电话 65260378）

网　　址：www.pumcp.com

经　　销：新华书店总店北京发行所

印　　刷：北京佳艺恒彩印刷有限公司

开　　本：710×1000　1/16 开

印　　张：13

字　　数：160 千字

版　　次：2015 年 3 月第 2 版　　2015 年 3 月第 1 次印刷

印　　数：1—5000

定　　价：29.00 元

ISBN 978-7-5679-0103-2

主 编 简 介

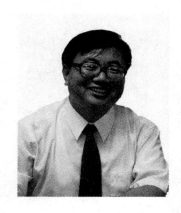

　　杜心如，首都医科大学附属北京朝阳医院骨科主任医师、教授，博士后，研究生导师。1985 年毕业于承德医学院，1988 年于中国医科大学师从临床解剖学家徐恩多教授，获医学硕士学位。1996 年师从中国医学科学院北京协和医院脊柱外科专家叶启彬教授，1999 年获博士学位。2002 年在中国人民解放军总医院，师从卢世璧院士完成博士后研究工作。

　　毕业后从事解剖学工作 6 年，骨科临床工作 23 年，进行了多项临床及相关解剖学研究，发表文章 140 篇，先后承担省市级科研课题 8 项，获省市科技进步奖 5 项，卫生部推广项目 1 项，国家继续教育项目 8 项。主编专著 5 部，参编 10 部。指导研究生 16 名，多篇论文在国际学术会议上交流。现任中国康复医学会脊柱脊髓损伤委员会脊柱肿瘤学组委员、脊柱结核学组委员、中国解剖学会临床解剖学专业委员会常委、世界疼痛医师协会中国分会常委、骨科疼痛主任委员、《中国临床解剖学杂志》常务编委、《中华解剖与临床杂志》常务编委、《中国全科医学》编委等。

　　作者非常重视科普工作，长期从事全科医学教学工作，作为执行主编和作者曾经编写全科医学文章 30 余篇，主编医学科普著作 2 部，参编 1 部。

专业特长：骨科临床解剖学、脊柱外科、多发性骨髓瘤外科治疗、骨与软组织肿瘤、骨关节结核、骨病及骨科疑难杂症。

丛 书 序 言

"协和"是中国医学的金字招牌，也是许多中国百姓心中最高医学水平的象征。正是如此，全国各地近些年如雨后春笋般地出现许许多多的"协和医院"。但医学界知道，"协和"有北京、武汉、福建三个老牌医院；对于北方的大多数人而言，"协和"特指北京协和医院和北京协和医学院。

"北京协和"联系着黄家驷、林巧稚、张孝骞、吴英恺、邓家栋、吴阶平、方圻等一位位医学泰斗，也联系着一代代"新协和人"的劳动创造。这里有科学至上、临床求真、高峰视野、学养博深等闪光品格，也有勤学深思、刻苦务实、作风严谨、勇于创新等优秀精神。

"协和医生答疑丛书"是协和名医智慧和经验的总结，由北京协和医学院和北京协和医院众多专家参与编写，体现了这些专家对疾病的认识和对患者的关怀，更重要的是展示了他们多年甚至是一生临床诊疗的丰富经验。

"协和医生答疑丛书"因为其科学性、权威性和实用性，获得中国科普图书最高奖——国家科学技术进步奖二等奖。协和专家长期从事专业工作，写作语言并不十分通俗，也不够活泼，但这些在医学巅峰的医学专家写出了自己独特的经验和独到的见解，给读者尤其是患者提供了最科学最有效的建议。

几十年来，全国各地成千上万的患者为获得最好的治疗，辗转从基层医院到地市医院，再到省级医院，最后来到北京协和医院，形成"全国人民上协和"的独特景观。而协和专家也在不断总结全国各级医院的诊疗经验，掌握更多的信息，探索出更多的路径，使自己处于诊治疑难病的优势地位，所以"协和"又是卫生部指定的全国疑难病诊疗指导中心。

"协和医生答疑丛书"不是灵丹妙药，却能帮您正确认识身体和疾病，通过自己可以做到的手段，配合医生合理治疗，快速有效地康复。书中对疾病的认识和大量的经验总结，实为少见，尤为实用。

中国医学科学院健康科普研究中心主任

2010 年春

前　言

　　2000 年《关节疼痛 251 个怎么办》第一版出版后深受广大病友和老百姓的欢迎，客观上对普及关节基本知识和疾病防治起到了积极作用。现在 14 年已经过去，随着科学的发展，治疗关节疾病的药物和方法也有了长足的进步，为此应广大读者要求在第一版的基础上进行修订。

　　关节是人体活动的枢纽，在人们日常生活和劳动中占很重要的地位。一个人每天都要走路、吃饭、大小便，这些看似很简单的日常活动必须由全身各关节的协调运动才能完成。如果关节功能障碍，日常生活则受到限制，卧床不起的患者更是如此。所以正常的关节功能是保证生命质量、体现人生价值的健康因素之一。因此，了解保护关节的基本知识对防治关节病的发生与发展及保存关节的正常生理功能是非常重要的。

　　关节疼痛几乎人人都曾有过。有的关节疼痛是独立的一种疾病，而有些关节疼痛则是全身疾病的一种表现，如风湿性关节炎是风湿病的表现之一，牛皮癣、血友病、痛风等疾病均可有关节疼痛，有的甚至是首发症状。由此可见关节疾病与全身疾病密切相关，正确认识和治疗关节疾病既可以保存关节功能又是全身治疗的一部分。

　　有相当一部分关节疼痛的患者，由于缺乏这方面知识而不知如何接受治疗，也不懂如何做关节的保护及功能锻炼。有的人认为只有服药才能治病，有的则拒绝手术治疗，还有的不惜重金去寻找"灵丹妙药"。在街头上也常常见到"关节越痛越活动"的信奉者，他们认为关节必须大量、大幅度地运动，否则关节就残废了。其实，造成关节疼痛的原因很复杂，治疗也各不相同，恢复关节功能是治疗的最终目的，这就需要综合治疗，除了正确地服药、休息、理疗外，正确的功能锻炼是至关重要的。本书的编写就是为了普及关节疾病的基本知识，便于在实际工作中，对关节疾病进行有效地防治。

　　为了使读者较为直观的了解这些知识，书中选用了32幅图，这些图片是作者在临床工作中收集的，所以在此感谢病友们的特殊贡献。

　　此书可供广大患者、医学院校师生及全科医生参考使用。

　　本书定有不妥或错误之处，恳请广大读者指正。

杜心如
2014 年 3 月 22 日

目 录

一、关节的基本知识

二、常见关节炎

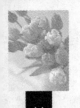

五、踝及足关节

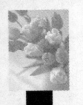

七、肘及手部关节

十、关节病的检查、治疗及护理

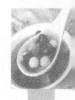

一

关节的基本知识

1. 您了解关节的组成吗？

说起关节，也许您不会感到陌生，人的手、脚、肘部、膝部均有关节存在，这些关节有的能屈能伸，有的能旋转，关节灵活运动是人们能够顺利地工作、生活的重要保证。

那么，您了解关节的结构吗？

在人体各部分，以骨为支架，肌肉为动力，骨与骨之间连接起来，作为运动的枢纽，通过肌肉收缩使关节达到不同活动的目的。一般情况下关节由以下三个部分组成（图1）。

（1）关节面　每个关节至少有两个相互对应的关节面，有的关节面一端呈球形，称关节头，而相对应的一端呈凹面形，称关节窝。关节面非常光滑，有利于关节的活动，这是因为关节面上有一层光滑的关节软骨。很多关节炎，往往关节软骨破坏，导致关节疼痛和功能障碍。

（2）关节囊　一般分两层，外层为柔韧的纤维组织，内层为光滑的滑膜，它们将关节的两端连接起来，将关节封闭起来形成一个腔，滑膜可分泌一种黏稠的关节液（滑液），可以润滑关节和营养关节软骨。但关节炎时，滑液分泌增多，形成关节积液。

（3）关节腔　就是关节面和关节囊之间形成的腔隙，关节液就在关节腔内。

以上三种结构均是保持关节正常运动的重要结构，任何一种结构出现问题均影响关节的功能，所以保护关节实际上是保护上述这三大结构。

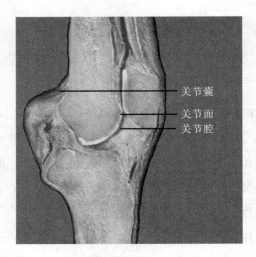

关节囊
关节面
关节腔

图 1　关节的组成

2. 关节有哪几种类型？

各关节均有各自的功能，所以关节的形态也不相同，以适应功能的需要。一般情况下根据关节面的形态，可分为以下几种。

（1）球窝关节　关节头较大，呈球形；关节窝浅而小，故关节面的接触不大，这种关节可做各个方向的运动，如屈伸、内收、外展、旋转、环转等运动，如肩关节就属这种类型（图2）。

（2）椭圆关节　关节头及关节窝的关节面均呈椭圆形，此种关节可做屈伸运动及内收外展运动，如腕关节（图3）。

（3）鞍状关节　顾名思义，这种关节的关节面呈马鞍状，彼此互成交叉接合，类似握手，所以每一骨的关节面既是关节头又是关节窝，如第一腕掌关节（图4）。

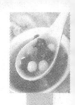

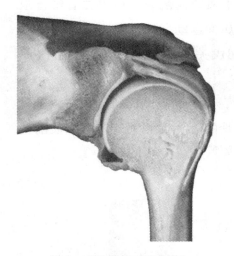

图2　球窝关节（肩关节）

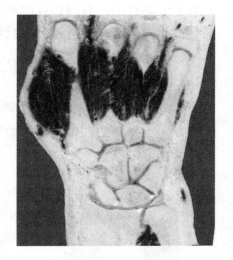

图3　椭圆关节（腕关节）

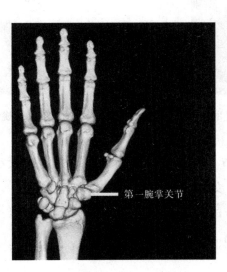

第一腕掌关节

图4　鞍状关节（第一腕掌关节）

（4）屈戊关节　这种关节的头呈横柱状，而关节窝呈横沟状，关节头的中部有沟，与沟相应的关节窝上有隆起的嵴，所以二者结合限制关节的侧方运动，这种关节只能做屈伸运动，如指间关节。

（5）滑车关节　形如滑车，是屈戊关节的变形，如肘关节（图5）。

（6）车轴关节　关节头呈圆柱状，关节面呈凹面状，关节位于骨的侧方，围绕骨的长轴旋转，如尺桡骨的近、远侧关节，可以使前臂旋转（图6）。

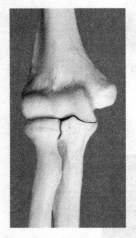　　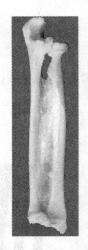

图5　滑车关节（肘关节）　　　　图6　车轴关节（尺桡骨的近、远侧关节）

（7）平面关节　两骨的关节面均平坦光滑，大小一致，可以做轻微的滑动及回旋，如腕骨间关节。

了解这些关节的类型，可以了解各关节的功能，能更好地预防和治疗各种关节疾病。

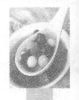

3. 何谓不动关节和少动关节？

不动关节和少动关节是相对于可动关节而言的，顾名思义，可动关节就是关节可以运动，反之不动关节就是骨与骨之间连接在一起但不能运动，少动关节就是关节运动幅度很小，并不是不动，而是轻微运动。这是因为人体功能需要而形成的，是人体奥妙之一。

少动关节多是由索状、膜状的韧带相联结，这些韧带附着于两骨的表面，有相当的韧性和坚固性，这种少动关节又称韧带联合，如前臂的骨间膜。不动关节包括颅骨之间的缝和软骨联合，即两骨间以软骨组织连接起来。这种关节对于保护内脏如脑、心、肺等重要器官起着决定性的作用，同时又具有一定的缓冲震荡和稳定的作用。

4. 关节软骨的结构是什么？

关节软骨在关节活动中起重要作用，它的结构非常精细和科学，以适应不同的功能需要。了解关节软骨的结构对于理解骨关节疼痛的一些问题有重要意义。

关节软骨属于透明软骨，表面光滑，呈淡蓝色，有光泽，它是由一种特殊的叫做致密结缔组织的胶原纤维构成的基本框架，这种框架呈半环形，类似拱形球门，其底端紧紧附着在下面的骨质上，上端朝向关节面，这种结构使关节软骨紧紧与骨结合起来而不会掉下来，同时当受到压力的时候，还可以有少许的变形，起到缓冲压力的作用。关节软骨没有神经支配，也没有血管，其营养成分必须从关节液中取得，而其代谢废物也必须排至关节液中，关节软骨的这种营养代谢必须通过关节运动，使关节软骨不断地受到压力刺激才行。所以关节运动对于维持关节软骨的正常结构起重要的作用。

5. 关节软骨的功能有哪些?

关节软骨主要的功能是缓冲压力的作用,在压力作用下,软骨被压缩,解除压力,又可伸展,类似于弹性垫的效果,犹如铁轨和枕木之间的橡皮垫,可以保护软骨下的骨骼不受破坏,或者仅发生轻微的损伤。由于弹性作用,可迅速恢复原状,因此关节软骨的形状改变而体积不变。在青年人中,这种弹性作用较强,缓冲效果亦佳。然而老年人其纤维变性,弹性减弱,关节软骨的延伸能力也减弱,且恢复原状的能力也变得不如青年人,再加上老年人关节液减少,使关节软骨变得干燥,因此老年人的关节软骨易受损伤,经常发生退行性骨关节病。除此之外,关节软骨还有润滑作用,使骨端更加光滑。

6. 关节软骨内含有哪些成分?

关节软骨是活的器官,其中的软骨细胞必须活着。它的生存依赖于滑液,在滑液中吸收营养,又将代谢产物排至其内,所以软骨内含有的成分与滑液中相似,有糖原、乳酸、胶原、硫酸软骨素、钙盐及蛋白多糖等多种物质,其中硫酸软骨素和蛋白多糖最为重要。在关节力学发生紊乱后,或在老年人,其关节软骨内的这些物质也会发生变化,硫酸软骨素合成减少,基质中蛋白多糖减少,水含量下降,胶原纤维变得粗糙,并有可能出现钙盐沉积,也就是钙化,这样软骨细胞就会变性死亡。所以老年人关节软骨易发生钙化、增生,发展成为骨关节病。

7. 关节软骨可以再生吗?

我们知道人体的许多组织可以再生,如皮肤损伤后出现缺损,可以通过增殖来补充，这就是典型再生的例子。那么关节软骨是不是和皮肤一样也可以再生呢？

科学家和医学专家们在这方面做了很多的研究和探索，发现成人关节软骨完全是无丝分裂，可以说没有再生能力。在正常情况下，将两关节软骨面并置放在一起，可维持关节软骨的营养。他们做了一个实验，将动物关节固定 62 天后，发现相互分离的软骨部分发生了变性，而相互接触的部分则没有出现病理变化。在临床上观察到，关节软骨浅面的切割伤，伤处可数月没有变化。若关节软骨的切割伤深达其下面的骨质或滑膜附着部位受伤，则很快有纤维组织生长，与软骨组织相似，但这种组织比起正常的关节软骨，其性能却差得很多，并无真正的关节软骨的功能。所以我们在日常生活中一定要注意保护好自己的关节软骨，以期达到永葆青春的目的或者减缓其退变的速度。

8. 关节软骨的生长发育受哪些因素的影响？

既然关节软骨这样重要，又这样娇嫩，关节软骨的生长发育就显得愈发重要，什么因素影响其生长发育呢？

某些激素或营养物质，对软骨的生长具有重要的作用。当体内缺少某种物质时，可直接影响软骨的生长或使软骨的发育异常。如脑垂体分泌的生长激素，可促进长骨的骺软骨生长。若将幼年动物的脑垂体摘除后，则骺软骨变薄，软骨细胞变为扁平，细胞数量减少。如再给动物注入生长激素时，则骺软骨又可恢复正常的厚度，软骨细胞出现分裂，并生成新的基质。另外，肾上腺皮质激素可使软骨细胞成熟延迟，影响基质中的蛋白多糖的代谢，雄激素可促进软骨生长，雌激素可能有刺激软骨纤维生成的作用。

维生素、蛋白质及矿物质等营养物质的供给对软骨的生长发育也起重要作用。如缺乏维生素 A 时，骺软骨变粗而且不规则，软骨细胞分裂停止。缺乏维生素 C 时，软骨基质和纤维的生成受到抑制，骺软骨的细胞排列不整齐。缺乏维生素 D 时，可影响钙、磷代谢。

在发育时期，骺软骨受到 X 线照射或其他射线照射时，则可影响软骨的生长，软骨受到机械性损伤时，局部生长可受到影响。

总之，全身正常营养及不遭受意外损伤是保证身体正常发育的重要因素，也是软骨正常生长发育的基本条件之一。

9. 关节囊的结构和功能是什么？

两骨关节面借助关节囊连接起来并形成一个密封的腔，所以关节囊在关节发挥正常功能中起重要作用。首先是其机械特性，是由构成它的致密结缔组织而决定的。关节的主要功能是负重和运动，关节的稳定性依靠关节囊的纤维层、韧带和肌腱及肌肉的张力维持。关节的灵活性有赖于关节囊的滑膜层及纤维层的弹力去完成。滑膜在伸展时，表面只有轻度增大，滑膜可伸长，但对撕裂有高度抵抗力，这种特性则大大地消除了关节运动时的强大压力。另外，关节囊内有丰富的神经末梢，这对于关节的感觉有重要作用，滑膜上富有血管神经，其再生能力很强，外伤后滑膜可迅速增生。

10. 滑膜的功能是什么？

滑膜在关节功能中发挥着不可替代的作用，大致有以下几个方面。

（1）滑膜细胞分泌一种叫做黏蛋白的物质，这种物质与血浆内的水渗到滑膜组织间隙内，水与黏蛋白一同混合构成滑液。黏蛋白的特性具有较大的黏稠度，这种物质的存在是关节腔滑液黏稠的主要原因。

（2）滑膜有屏障作用，即它可以阻挡一些大分子物质，使之难以透过，而小分子物质则可以通过，这种作用使血液中进入关节腔的物质具有选择性。当滑膜病变时这种屏障作用消失，大分子物质也可进入关节腔，引起关节液成分的改变。

（3）滑膜细胞还有吞噬作用，它可以吞噬一些颗粒物质，可增强滑膜的抵抗能力。

（4）滑膜细胞内含大量的酶，当一种抗原入侵时，滑膜细胞产生相应的抗体，在体内形成抗原–抗体复合物，这种复合物被滑膜细胞吞噬后，可消化之并释放大量的酶，这种酶可以破坏关节软骨，引起关节炎。风湿性关节炎就是这种疾病。

11. 关节液从哪里来的？

正常关节腔内有少量的关节液即滑液，这种滑液量很少，且较恒定，它们是从哪里来的呢？经过研究，发现其来源有以下几种途径。

（1）滑膜组织细胞分泌的产物。

（2）毛细血管和淋巴管漏出的液体和滑膜组织的一些破碎物质。

（3）关节软骨的代谢产物，这些物质起润滑关节面和营养关节软骨的作用。其中以滑膜的来源最为主要。

12. 关节液中有什么成分，为什么做关节液化验检查？

滑液中除了含有大量的水及蛋白质以外，还有少量的细胞，这些细胞对滑液发挥正常的功能起重要作用，其总量为200～300个/立方毫米，其中白细胞占50%左右，淋巴细胞占10%左右，而滑膜细胞只占3%～5%，另外还有一些破碎的未定性的细胞。当发生关节炎或其他病变时，滑液中这些细胞的比例和总数就会发生变化，出现增多或减少。临床上可根据这种变化来推断关节炎的性质及决定治疗方案，所以关节炎的患者有时需抽取关节液（即滑液）做细胞学检查就是这个道理。如正常关节液内没有红细胞，如发现有红细胞即说明关节有创伤或其他损伤的可能。所以了解滑液中的成分对于了解关节疾病很有帮助。

13. 关节液（滑液）为什么能有润滑作用？其特性是什么？

这是由关节液的理化特性所决定的，因为关节液内的氢离子指数（即酸碱度）为 7.3～7.5，即中性偏碱，95%的成分是水，比重在 1.009～1.012 之间，且处在轻度负压状态，-2～12 厘米水柱，滑液中总蛋白浓度为 1%～2%，其中球蛋白与白蛋白之比为 1:20，关节液中没有纤维蛋白原，所以关节可以发挥正常的润滑作用而很少发生粘连，不引起关节僵直。关节若由于外伤或其他原因引起炎症，则血浆内的纤维蛋白原进入关节液内，关节就会发生粘连性僵硬。滑液内含有丰富的黏蛋白，这种黏蛋白的平均浓度为每百毫升 0.85 克，所以滑液有很高的黏稠性，这是保持润滑作用的关键物质。另外，关节内有一些糖、尿素，这都是由血浆扩散而来，滑液内无胆固醇、脂肪酸及脂肪，当关节外伤出现骨折时，关节内可出现脂肪滴。医生可根据关节液内有无脂肪滴而推断有无关节内骨折，就是这个道理。

14. 关节为什么能运动？

我们平常活动自如，主要靠关节的运动，这种运动是怎么产生的呢？其实就是骨在关节处的移动。主要依赖肌肉组织收缩产生的杠杆作用而形成，在关节的周围都有两组作用不同的肌肉，通过肌腱或腱膜附着在关节组成的骨上，一组肌肉收缩，另一组则松弛，如屈肌收缩，则伸肌松弛，产生屈曲运动；反过来，伸肌收缩，则屈肌松弛，则使关节伸直，产生伸展运动。当肌肉出现病变或肌腱断裂，或肌肉失去正常神经支配时，肌肉不能正常收缩，就会产生关节运动障碍，故医生有时可根据关节的运动障碍来推断是否有肌肉或神经或肌腱的病变或断裂。这种肌肉运动消失而引起的关节运动障碍，多是主动活动消失，但关节被动活动却正常。

关节结构和功能的完整是关节产生运动的另一个重要因素，当关节有病变时，关节粘连，关节运动丧失，此时即使肌肉收缩正常，关节也不能正常运动。一般情况下关节粘连时其主动运动和被动运动均消失。

15. 我们为什么能够知道关节的位置和状态？

我们在活动时，自己就感觉到了关节在运动，当停止运动时就感觉了关节静止，关节停留在什么位置，也能知道，这都是保持关节正常功能的重要感觉，这是靠什么来维持的呢？

原来在关节周围有丰富的神经末梢，这些神经中有感觉神经专门从事感觉功能。浅感觉包括温度、触觉、痛觉；深感觉包括关节的位置觉、运动觉和振动觉。这种特殊的感觉，我们平时很少注意，但一旦出现这种感觉的丧失或缺陷就显现出其重要性来了，那时才真的会出现"不知深浅"的情况，致使患者产生严重的运动障碍和关节病变。

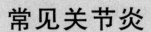

二

常见关节炎

16. 什么是风湿病？

现代医学所指的风湿病，不能从字面上理解为民间传统概念的"风"和"湿"，把它当成风湿热或类风湿关节炎以及认为是结缔组织病等也都是片面的。

"风湿"一词来自古希腊语"Rheuma"，是流动的意思，意指特殊的黏液，由脑流向关节等处而引起疼痛。其词意来源于两千年前 Galen 时代的液体病理学说：认为人体内有 4 种液体，即干而寒者为黑胆汁，成于脾；湿而寒者为黄胆汁，成于肝；暖而湿者为血液，成于心；寒而湿者为黏液，成于脑。4 种液体混合适宜则身体健康，否则即可导致疾病。如黏液自脑流向关节或身体其他处时即引起疼痛，称为 Rheumatism，我国将该词自译为风湿病，其实全称应该是风湿类疾病或风湿性疾病。风湿病有广义和狭义之分。广义的风湿病包括了不管何种原因造成的肌肉骨骼系统如关节、肌肉、韧带、肌腱、滑囊等组织以疼痛为主要表现的疾病。随着医学的发展，风湿类疾病得到了越来越深刻的认识。1983 年美国风湿病学会将风湿病分为十大类，包括 100 多种疾病。以下是这十类疾病。

（1）全身性结缔组织病，如类风湿关节炎、干燥综合征等。

（2）伴脊柱炎性关节炎，如强直性脊柱炎、Reiter 综合征等。

（3）骨关节炎即退行性关节病。

（4）感染性风湿病，如细菌性关节炎以及因感染所致的反应性关节炎，如风湿热等。

（5）代谢与内分泌疾病伴发的风湿性疾病，如痛风等。

（6）肿瘤，包括原发性和继发性肿瘤。

（7）神经血管疾病，如神经病性关节病等。

（8）骨与软骨疾病，如骨质疏松、骨软化等。

（9）关节外疾病，如滑囊炎、椎间盘性疾病等。

（10）其他疾病，如药物性损伤、肌肉与骨创伤等。

狭义的风湿病是由 A 组溶血性链球菌所致上呼吸道感染后引起的一种反复发作的急性或慢性全身结缔组织的炎症性疾病，现多称风湿热。属于广义风湿病中的一种。

 17. 风湿性关节炎是怎么回事？

风湿病是人们常见的一种病，许多广告也大讲风湿，如何治疗风湿，许多没有被明确诊断的疾病也被归属于风湿，而按风湿治疗又无明显效果，给许多不是风湿性关节炎的患者造成了经济上和心理上的负担，所以有必要了解一下这方面的知识。

风湿病狭义是指与 A 组乙型溶血性链球菌感染有关的免疫性疾病，它主要累及心脏和关节，常伴有发热。风湿性关节炎主要指这类关节炎。

风湿患者发病前 1~3 周常有咽喉炎、扁桃体炎等上呼吸道感染史，而后出现发热、关节炎、心脏炎、皮下小结和环形红斑。关节炎在急性期的发生率为 75%，典型表现为游走性关节疼痛，由一个关节转移到另一个关节，其特点多为肘、膝、髋、踝、肩、腕等大关节且对称发生，关节局部红、肿、热、痛，但不化脓。肩关节常被累及，并扩展至肩峰下滑囊和肱二头肌腱的腱鞘。一般急性炎症症状持续2~4 周消退，一个关节症状消退，另一个关节的症状又可出现，也有几个关节同时发病的。急性炎症消退后，关节功能完全恢复，不遗留关节强直或畸形，但常反复发作，有时伴发心脏炎。血象中的白细胞计数可增多，抗"O"阳性，血沉增快。风湿性关节炎的治疗，以全身治疗为主，包括休息，保暖和避免潮湿寒冷。口服肠溶阿司匹林常有效，其他吲哚美辛（消炎痛）、芬必得也可用，必要时可应用激素，但应在医生指导下应用。抗生素如青霉素可同时应用，以治疗存在的上呼吸道感染。

18. 如何预防和治疗风湿性关节炎？

（1）一般治疗　急性发作期有发热及关节明显肿痛者，应卧床休息，饮食应含足够量的蛋白质、热量和维生素。

（2）抗生素治疗　在活动期如咽拭子培养阳性，血清抗链球菌溶血素效价升高，应用青霉素治疗。

（3）抗风湿治疗　可应用非甾体类消炎镇痛药，如水杨酸制剂常有显著疗效，病情严重时可应用激素类药物，如病情慢性迁延可服用免疫抑制剂，同时可应用中药治疗。

（4）预防　加强身体锻炼，防寒保暖，避免潮湿；祛除体内感染灶，如扁桃体炎反复发作可行扁桃体切除；风湿热患者风湿活动控制后应每2~4周肌内注射长效青霉素120万单位，并提醒在患急性咽喉炎时应即刻就医，以免病情复发。

19. 风湿性关节炎用中药治疗有效吗？如何用药？

风湿性关节炎是一种与溶血性链球菌感染有关的变态反应性疾病，是风湿热的主要表现之一，风湿活动反复发作，除引起关节肿痛外，严重的是易侵犯心脏，并发风湿性心肌炎或使心脏瓣膜损害而形成风湿性心脏病。因此，认真地防治风湿性关节炎，预防并发症，是十分重要的。祖国医学对本病的表现早有描述，加上历代中医学家的不断经验累积，临床上只要辨证准确，使用中药治疗风湿性关节炎，通常也能收到理想的效果。当然，适当地配合一些西药治疗，疗效更佳。

中医治疗风湿性关节炎，将其列为痹症范畴，因临床大夫各自用药习惯，合用方剂和药物变化较多，但治疗方法一般是一致的。举例说，将本病辨证分为三型。

（1）温热型　多见于急性风湿性关节炎和慢性风湿性关节炎的活动期，表现为起病急骤，关节疼痛，局部红肿、灼热、拒按，关节活动不便，遇冷痛减，并伴发热、口渴、烦闷不安，舌质红、苔黄腻，脉多弦数或滑数，治法上应清热利湿，消肿止痛。处方可用防己、木瓜、薏苡仁、海桐皮、姜黄、桂枝、石膏、黄柏、忍冬藤、通草、连翘、滑石等药物。

（2）风寒湿型　见于慢性风湿性关节炎的非风湿活动期，表现为肢体关节酸痛，关节不利，痛无定处或固定不移，疼痛剧烈，遇寒加重，得热痛减，关节肿胀或麻木不仁，舌质淡，苔白滑或白腻，脉弦紧或弦缓，治法上应祛风散寒，利湿通络。药物可用：寄生、秦艽、桂枝、白芍、川芎、茯苓、细辛、防风、炮附子、牛膝等。

（3）痰湿瘀血型　见于慢性风湿性关节炎，见于病程较长，关节抽掣刺痛，肢麻，行动不便；甚则疼痛难忍，手足筋脉拘急，舌淡、苔白滑而腻，脉沉弦或沉缓无力。治法上又当益气活血，利湿通络。药物选用：牛膝、地龙、秦艽、香附、当归、黄芪、川芎、桃仁、桑枝、没药、海风藤、全蝎等。

20. 风湿性关节炎和类风湿关节炎是不是一回事?

　　风湿性关节炎和类风湿关节炎不是一回事。风湿性关节是风湿热的临床表现之一,多发生于青少年,发病前常有急性扁桃体炎或咽峡炎,其关节炎的特点为四肢大关节游走性肿痛,具有多发性和对称性,关节炎症消退后不遗留关节畸形,同时有关节外的症状包括发热、咽痛、心脏炎、皮下结节、环形红斑。化验检查血清抗链球菌溶血素O效价增高,类风湿因子阴性。

21. 类风湿关节炎的临床特点是什么?

　　类风湿关节炎在我国是较常见病,患者大都是青壮年。它是一种以关节病变为主的全身性慢性疾病,开始时以关节滑膜病变为主,然后累及肌腱、韧带等结缔组织,最后破坏关节软骨和骨组织,导致关节强直,全身其他器官或组织也可受累,包括皮肤、皮下组织、肌肉、血管、神经、胸膜、心包、淋巴结、脾脏及骨髓等。

　　病因至今尚不完全明了,认为与感染和全身免疫有关,部分学者认为本病的发生也可能与内分泌不平衡有关,无明显诱因者最多(36.7%),有诱因者按顺序分别为受凉、受潮、劳损、受风、分娩、外伤等。

　　临床上常多发于16~55岁之间,女多于男,发病多隐渐,常有全身不适,食欲减退、体重减轻,手足盗汗和关节酸痛等前期症状,大多数为对称性的多关节炎,最常侵犯四肢小关节,特别是手部掌指关节及近侧指间关节。早晨起床时手指关节僵硬,不能紧紧握拳,然后向上侵犯大关节。早期关节开始有疼痛和僵硬,渐出现肿胀、积液和局部温度升高,局部有明显的压痛和肌肉痉挛,逐渐发生肌肉萎缩和

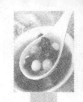

肌肉挛缩。至晚期由于关节软骨破坏消失，韧带、肌腱松弛，肌力不平衡，可出现关节的各种畸形，最多见的是掌指关节的半脱位和手指的尺侧偏斜，最后发生关节强直。类风湿关节炎有自发性缓解和复发的特点，关节症状可持续数月至数十年之久，多数患者将程度不同地丧失部分关节功能（图7）。

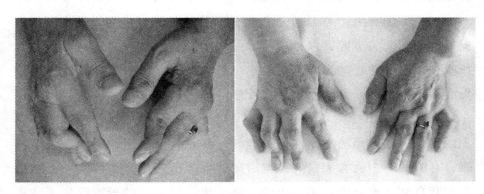

图7　左：类风湿手（侧面）；右：类风湿手（背面）

类风湿关节炎的关节外表现常有皮下结节、皮疹、心脏病、眼病等，但较为少见。

化验检查常有白细胞计数增多，继发性贫血，血沉增快，类风湿因子试验阳性。

X线检查，全身骨骼可有程度不等的骨质疏松和萎缩。

22. 如何治疗类风湿关节炎？

类风湿关节炎目前尚无特效疗法，治疗的目的在于控制炎症，缓解症状，延迟病情进展，保持关节功能和防止畸形。

（1）一般治疗　急性发作期应卧床休息，症状缓解后可适当活动，慢性迁延期可短期休息或减轻工作，应与治疗性锻炼相结合并配

二、常见关节炎

/ 17 /

合理疗。同时加强营养，及时治疗体内慢性感染灶，避免受凉、受潮。

（2）药物治疗　宜常规选用非甾体类消炎镇痛药，如阿司匹林、吲哚美辛（消炎痛）、吡罗昔康（痛喜康）等，在急性发作期或其他药物作用迟缓而不显著时可短期应用激素类药物如可的松，促肾上腺皮质激素等，为了缓解病程的进展可应用中药制剂如昆明山海棠等。

（3）局部治疗　灌洗疗法，在关节镜检的同时可用大量生理盐水反复加压灌洗关节腔，以冲洗清除关节内的病变坏死组织；局部石膏托或夹板制动防止畸形，但要注意每日的关节功能锻炼；理疗，急性炎症消失后，可开始应用物理热疗法。

（4）手术治疗　早期可做滑膜切除术，可以减少关节液渗出，防止血管翳形成，预防性地保护关节软骨和软骨下骨组织，改善关节功能；有时关节内会有大量类风湿游离体在关节腔内，可以清除，对控制病变有利。晚期应在关节病变已静止半年以上，畸形不能用手法矫正时，可根据情况做各种肌腱和骨关节手术，矫正畸形。

23. 何谓化脓性关节炎？

关节被细菌感染后出现的一系列炎症反应称为化脓性关节炎。多见于儿童、婴儿，最常发生于髋关节、膝关节，其次为肘、肩、踝关节。细菌多从身体其他部位的化脓性病灶经血液循环传播至关节腔，也可由化脓性骨髓炎直接穿入关节腔内，形成化脓性关节炎，或者通过外伤的伤口直接进入关节。关节感染后，依关节渗出液的不同性质临床上表现亦不同，最后达脓性渗出液时，全身反应明显，体温可高达 $40 \sim 41 {}^{\circ}\mathrm{C}$。白细胞计数增多至数万，并有中毒颗粒。关节疼痛剧烈，不能活动，局部有明显的红、肿、热和压痛。关节常处于半屈曲位（图8）。

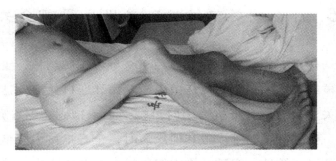

图8　化脓性关节炎（髋关节半屈位）

24. 化脓性关节炎如何治疗？

化脓性关节炎早期确诊、尽早治疗是抢救生命和恢复关节功能的关键。

（1）急性期的治疗　早期应用足量抗生素，并根据关节液细菌培养的药物敏感试验的结果调整抗生素，一直用到症状体征消失，再继续用药2周。全身支持疗法，局部肢体制动，对小的关节可采用穿刺抽出脓液进行冲洗，对大的关节可采用连续灌洗方法或行关节切开引流术。

（2）恢复期的治疗　局部炎症消退后，应鼓励患者逐渐锻炼关节功能，可先做肌肉舒张活动，无不良反应后再做关节的主动活动锻炼，同时做热敷、理疗，以防止关节粘连和强直。

（3）后遗症及处理　化脓性关节炎晚期常出现关节功能障碍、强直、畸形、半脱位等后遗症。对已有关节纤维强直伴疼痛者，应根据具体情况做相应治疗，根据部位和畸形程度等选用关节融合术、关节矫正术或关节成形术。

25. 什么叫关节结核？多发生于哪个关节？

关节结核是一种继发性病变，约90%继发于肺结核，少数继发于消化道结核或淋巴结核。结核杆菌由原发病灶通过血流到达全身各种组织包括关节。当全身抵抗力强时可被消灭或抑制，但在营养不良、过度疲劳、受寒冷、潮湿或患其他疾病时，全身抵抗力降低，被抑制的结核杆菌迅速繁殖，突破纤维组织包膜形成有临床症状的病灶。

关节结核好发于膝关节、髋关节和肘关节。

26. 痛风是怎么回事？

痛风是富人病，一些西方国家的老板和政界要人常患此病，近年来我国也较常见，它是造成关节疼痛的原因之一。这是因为体内自始至终存在着新陈代谢，营养物质被吸收，废物排出体外，其中有一种物质叫做嘌呤，这种物质代谢后的废物即是尿酸，以尿酸盐的形式经肾脏排出。如果嘌呤代谢出现故障或排出障碍，尿酸在体内增多，这些增多的尿酸盐结成晶体，沉积在关节组织内，尤其在软骨和滑膜组织上，引起关节急性炎症性发作，这种临床病症就叫痛风。

痛风可反复发作，患者痛苦不堪，关节结构的破坏可造成持久的关节功能障碍和畸形，尿酸盐沉积在皮下，形成结节，可在皮下触摸到（图9）。在肾脏沉积可导致肾结石和肾病。有些痛风患者有家族遗传史。在痛风早期，多数只有高尿酸血症而无关节疼痛，到急性关节炎期则有急性关节疼痛症状，故大多数患者首次发作多呈急性关节疼痛，夜间或清晨突然发作，某一关节疼痛，多为足踇趾关节（图10），疼痛剧烈，难以忍受，局部红、肿、发热，皮肤紧张而发亮，压痛明显，极像化脓性炎症的症状、体征，但与化脓性感染的不同点为略带青紫色，可伴有全身症状，怕冷、发热、出汗、食欲不振等，发作时可无诱因，也可因外伤、手术、饮酒过量、饮食失调、情绪激动、应用水杨酸类药物、噻嗪类药物而诱发。发作后则进入慢性期，此时有数个关节持续不适及疼痛，可有急性加剧，关节肿胀、变形或伴有运动障碍（图 11）。血中尿酸值增高是痛风的一种表现，X 线片在早期多无异常发现。

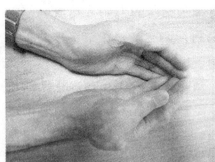 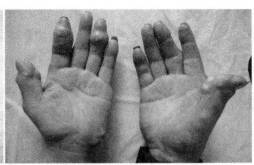

图 9　左：痛风石（拇指、示指皮下结节）；右：痛风石（手多发皮下结节）

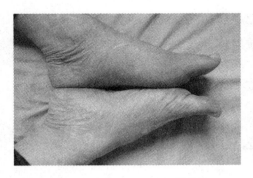 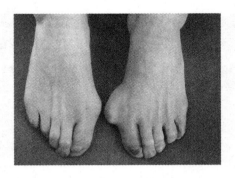

图 10　痛风足（左跖趾关节）　　　　　图 11　痛风足畸形

27. 痛风如何预防和治疗？

痛风的预防主要是膳食治疗。嘌呤由体内核蛋白分解产生仅占半数，其余由摄入食物主要是动物蛋白中的核蛋白分解形成。嘌呤最终分解为尿酸，因此膳食中应尽量少食高嘌呤的食物，尤其是动物的内脏，鱼、肉、禽类也应限制进食。没有细胞结构的牛奶、鸡蛋可不受限制。含有少量嘌呤的植物也应有所限制，如菠菜、花菜、带皮谷物等，脂肪因有阻碍肾脏排泄尿酸的作用，也应限制摄入。

痛风的治疗原则为控制急性炎症，预防反复发作，在静止期纠正高尿酸血症，急性疼痛时，局部休息，冷敷以减轻疼痛，关节腔内可注射皮质激素，全身性治疗应用秋水仙碱，也可以应用其他消炎镇痛药如吲哚美辛、吡罗昔康、激素如地塞米松，不宜应用抗生素，慢性期则可应用排尿酸药物如丙磺舒，也可应用抑制尿酸生成的药物如别嘌呤醇。多喝水多排尿对排出尿酸有利。对于关节破坏严重者，可考虑行手术治疗，如清除痛风结节、关节成形术、痛风滑囊切除等。

目前我国糖尿病患者剧增，肥胖者更为常见，主要因为不良生活习惯等因素所致，并多伴有高尿酸血症，这是代谢综合征。高尿酸血症及痛风是代谢综合征的一部分，所以控制糖尿病是治疗痛风的重要措施。

28. 假性痛风是怎么回事？

痛风还有真假之分吗？答案是肯定的。由于物质代谢异常引起的关节疼痛还有一种叫做焦磷酸盐结晶诱发的关节炎症，与痛风不同，故将之称为假性痛风。本病一般认为是焦磷酸盐结晶沉积在关节软骨而引起的，其发病机制如同痛风。本病多见于 50~60 岁，以急性发作的慢性关节炎型多见。急性发作常累及一个或多个关节，膝关节最为常见，突然起病，有红、肿、热、痛、关节积液等症状，在 36 小时后症状达到高峰，7~10 天后减轻，慢性者侵犯多个关节，关节僵硬、肿胀、弥漫性疼痛，被动活动时有弹响，症状类似骨关节炎，本病与痛风应作鉴别，对于结晶的鉴别有诊断意义，另外常见椎间盘或半月板钙化。消炎镇痛药如阿司匹林、吲哚美辛对大部分急性病例有效，急性期主要是对症处理，休息，口服消炎镇痛剂或其他抗炎药物，可进行关节抽液和局部注射氢化可的松或泼尼松龙镇痛，常能立即镇痛。功能锻炼对慢性期有一定效果。

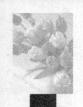

膝 关 节

29. 下肢的正常力线是什么？

一个人之所以能够站立、跑跳、行走自如是与下肢结构的正常分不开的，下肢的力线正常便是非常重要的一个方面。正常人的线条美也表现在大小腿的美感上，这种美感是和正常的力线分不开的，而行走姿势的优美与健康也是由正常的下肢力线作保障的，修长的双腿如果力线不正常，那将是非常残酷的。我们在欣赏人体美的同时，正常的下肢力线也就自然地包括了进去。

什么是正常的力线呢？如果双下肢直立、并拢，则正面观察到，双大腿向中线靠拢，双膝关节内侧可以接触，而双小腿向外略倾斜，但双踝关节也能并拢在一起；从侧面看，躯干与大腿、小腿在一条直线上，重心由髋关节经膝关节后面落在踝关节中心上。平卧位，自骨盆的髂前上棘处与足第一趾、第二趾之间连一直线，此线正好内外平分髌骨。这种力线使双下肢受力非常合适，使各关节活动起来互相协调，又不易疲劳和损伤，这是自然界赋予人类的恩泽。

30. 何谓膝内翻、膝外翻、K形腿及 D 形腿？

并非所有人的下肢力线都正常，膝关节的各种畸形就非常多见，现将常见几种膝关节畸形做一下介绍。

膝内翻，这种患者在双下肢自然伸直或站立时，双足内踝能并拢，但双膝不能并拢，在两腿之间形成一个近似"O"形的空隙，犹如罗圈，所以俗称"罗圈腿""O"形腿（图12）。如果一条腿正常，另一条腿膝内翻，则形似"D"字，称为"D"形腿。

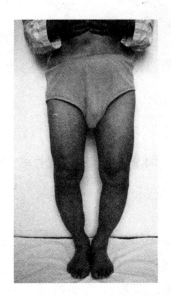

图12　膝内翻

膝外翻的畸形与膝内翻相反，双下肢自然伸直或站立时，两膝内侧相接触，但两足内踝不能相并拢而分离，像"八"字或"X字形"，又称"外八字腿"或"X"形腿（图13）。如果一条腿正常，另一条腿为膝外翻，则形似"K"字形，称为"K"形腿。

在膝内翻、膝外翻患者中，大部分为双下肢同时受累，只有少数是单侧畸形，即"O"形和"X"形腿多见，而"D"形和"K"形腿少见。

膝内翻、膝外翻是常见病，其发病的地区性差异较大，总的来说，寒冷地区高于温热地区。有资料表明，黄河以北发病率较高，长江以南则相对较少。

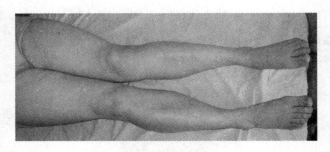

图 13　膝外翻

31. 造成膝内翻、膝外翻畸形的主要原因是什么？

　　膝内翻、膝外翻是怎么造成的呢？国内外学者通过大量研究，发现有 40 多种疾病可以引起此病。有一组资料显示，40% 发生在婴幼儿，30% 发生在青春期，而佝偻病是造成膝内翻、膝外翻的主要原因。在膝内翻、膝外翻病例中，有 70% 以上曾患过各种各样的佝偻病，其中维生素 D 缺乏所致的佝偻病占首位。维生素 D 缺乏常由于婴幼儿的慢性营养不良或喂养不当所致。维生素 D 的主要功能是促进钙、磷的吸收和储存，当饮食中缺乏维生素 D 或吸收不良时，则钙、磷代谢障碍，钙不能正常沉积在骨骼的生长部位上，骨骼发生病变，骨质软化，骨骼变软而易弯曲变形。其次是骨质软化病，这种疾病多见于成人，多与居住条件、环境卫生差，阴凉缺少阳光，饮食中缺乏钙和维生素 D，长期卧床不能接受阳光照射和缺乏营养有关。

　　发病多为女性，尤其多见于孕妇、授乳及生育较多的妇女，并与不良的风俗习惯有关。如妇女产后"坐月子"，只吃一点米粥而且有种种禁忌，结果造成营养不良和光照不足，与此同时还需给婴儿授乳，使本来就营养不足的妇女显得更加不足，雪上加霜，这样全身骨骼明显脱钙，骨小梁细小，骨质柔软，出现疼痛、畸形和肌无力，甚至手足抽搐，即所谓的"抽筋"，膝关节变形，出现内、外翻畸形。另外还有些内分泌疾病如甲状旁腺功能亢进、先天性维生素 D 吸收障碍等也可引起此病。

32. 膝内翻、膝外翻是否会遗传给下一代？

人类所遗传的物质是遗传的信息，个体的遗传信息都储存在基因中，基因是决定人类遗传和变异的内因，当精子和卵子结合成受精卵后，它的基因就确定下来了，因而也就决定了下一代的性状。在极个别情况下，由于内部或外部原因引起基因的突变，会引起基因的变异，发生遗传性疾病。由于引起膝内、外翻的后天性疾病，如外伤、维生素缺乏及小儿麻痹等，在患者的细胞核内本无遗传畸形的致病基因存在，疾病本身亦不会在体内产生一个遗传膝内、外翻的致病基因，这种膝内、外翻不能遗传，所以不是所有的膝内、外翻患者都会把畸形传递给后代，而只是引起膝内、外翻的遗传疾病才会把畸形传给下一代。这种遗传疾病可分为两大类，一类是先天性代谢异常性疾病，另一类是遗传性骨发育异常，常见的有软骨发育不全、干骺端软骨发育不良、干骺续连症、多发性内生软骨瘤等。

33. 膝内翻、膝外翻的患者可以结婚生育吗？

由于大多数膝内、外翻患者并非由于遗传疾病而导致的，所以他们的基因是正常的，可以结婚生育，而且下一代多为正常。但是由于家族性先天性遗传性疾病导致的膝内、外翻的患者，其基因中含有致病基因，可以传给下一代。目前遗传病的防治方法并不理想，尚无特效方法，所以如何避免生出有遗传病的患儿，就显得非常重要。预防措施主要有以下几种：

（1）禁止近亲结婚，中国古代有近亲结亲，亲上加亲的说法，这是非常有害的，不利于人类素质的提高，我国清王朝后期几代无亲子传位即是典型的例证。膝内翻、膝外翻的患者也不例外。

（2）检测致病基因携带者，合理选择配偶。现代优生遗传学的发展，已经可以在这方面有所发现，所以在选择配偶时，应了解对方的健康情况，如家庭中有此类疾病时，应做相关检查。

（3）必要的优生措施，有些人可以结婚，但必须不能生育，尤其是家庭中有遗传性佝偻病的患者。

（4）孕期必须不能接触 X 线、辐射线、慎用药物，因为许多药物可通过胎盘而影响胎儿发育，造成胎儿畸形，尤其在孕初 3 个月，尽量少服药或不服药，进行产前检查，如确认胎儿异常，则应及时终止妊娠。

34. 外伤可以造成膝内翻、膝外翻吗？

近年来，随着交通事业的飞速发展，创伤患者急剧增多，由于下肢骨关节创伤或对骨折治疗不当等原因造成的膝内翻、膝外翻畸形屡见不鲜。现将这方面的问题做一些介绍，以引起广大患者的注意。

（1）骨骺损伤　在未达到成人以前，人体的长高主要依靠骨骺的生长，膝关节远近端的骨骺是下肢生长的主要骨骺，也是维持膝关节正常形态的骨骺，当这些骨骺损伤后，膝关节的生长发育受到影响，其正常形态的发育就遭到破坏，造成膝内翻、膝外翻畸形。骨骺损伤后也可能造成骨骺缺血，骨骺生长缓慢，甚至骨骺部分发育停滞而引起成角畸形，导致两下肢生长不等长，或发生膝内翻、膝外翻畸形。膝关节两端骨骺的内、外侧部分发育不平衡，可引起关节倾斜，导致成角畸形，如内侧早闭则产生膝内翻，外侧早闭则产生膝外翻。

（2）涉及膝关节的骨折　股骨远端髁部骨折和胫骨平台骨折均可涉及膝关节，股骨髁部骨折，不管发生在单髁还是双髁，骨折线均进入膝关节，这种骨折多是由内翻或外翻力造成的，所以治疗时使骨折达到解剖复位，必须牢固愈合后方可下地负重，否则可因骨折粉碎或缺损难以达到解剖复位，或因治疗不当未能完全复位，或复位虽理想，但因下地过早负重，而使骨折再度移位，使关节面失去平整而成角，日后会发生膝内翻、膝外翻畸形。胫骨平台骨折多发生在外髁，这种损伤必然造成膝外翻畸形，治疗此类骨折时必须纠正平台的变位与凹陷，恢复最平滑的关节面，各种外固定患肢的时间应足以使骨折愈合，受伤的韧带应足以修复，下地活动负重应在骨折完全愈合后，一般需 3~6 个月，否则会引起骨折处新的塌陷。

（3）下肢骨干骨折　如股骨干或胫骨干骨折，由于某些原因如治疗不当、患者不配合治疗或未加治疗，均可造成畸形愈合。当骨愈合遗留向内成角者可造成膝内翻畸形，向外成角则造成膝外翻畸形。

35. 外伤性膝内翻、膝外翻如何预防？

涉及膝关节内的骨折，如治疗不当，会发生畸形愈合而后遗膝内翻、膝外翻畸形，所以正确治疗这些骨折本身就是预防畸形发生的有力措施。对于膝关节的骨骺损伤，伤后应尽早复位，如手法达不到解剖复位，就应手术切开整复和内固定，对于股骨干骨折，治疗不当，可产生成角畸形，因而也可发生膝内翻、膝外翻畸形，争取解剖或功能复位，不论采用何种固定方式，必须牢固可靠，并且应严格掌握适应证，且不能过早负重，因为过早负重行走易产生成角畸形。实践证明，一般需 4~6 个月以后才可完全负重，否则需在腋杖的保护下进行部分负重下地活动，不允许完全负重。

36. 脑瘫或小儿麻痹可以造成膝内翻、膝外翻吗？

正常情况下，下肢各部位肌肉的作用是互相协调和互相拮抗的，是处于动态平衡的，当这种平衡被打破时，即使骨结构正常，仍然可以造成膝内翻、膝外翻。当由于疾病使某一组肌肉力量减弱或者亢进时，就会破坏原有的平衡，在这种异常的力的牵拉下，对骨骺未闭合患者，即在生长发育期的青少年可引起骨骼的发育畸形，而形成膝内翻、膝外翻。对骨骺已闭合患者，可使关节一侧的韧带受到牵拉，最终发生松弛使关节成角而产生下肢畸形，因此形成膝内翻、膝外翻畸形。

脑性瘫痪，又称痉挛性瘫痪。病因为先天性大脑发育不全、后天疾病、颅脑外伤等，使脑对肌肉的支配、抑制作用减弱，脊神经处于兴奋状态，此时肌肉协调性下降，出现肌力不平衡而产生异常的牵拉力，肌肉长期痉挛则产生持续异常牵拉力，随着小儿的生长发育，这个外力引起骨骼的变形可造成膝内翻、膝外翻畸形。

小儿麻痹症，由于病毒对脊髓前角运动细胞的损害，引起所支配肌肉丧失功能，发生瘫痪，这种瘫痪的肌肉分布不均，不对称，使原来相互拮抗保持平衡的肌群失去平衡，久之则造成软组织挛缩，肢体在这种不平衡状态下负重行走，关节不能保持稳定，负重线发生偏移，引起膝内翻、膝外翻畸形。

37. 何谓青春期膝内翻、膝外翻？

有些患者在儿童时期，双膝关节正常，但在青春期却出现了膝内翻、膝外翻畸形，我们将这种发生在青春发育期的膝内翻、膝外翻称做青春期膝内翻、膝外翻。有资料报道，约30%的膝内翻、膝外翻患者是在青春期开始发病的，其中女性占 90% 以上，所以应引起足够的重视。

造成此期膝内翻、膝外翻畸形是由于发育过速引起的。因为青春期是机体的第二发育高峰，在此阶段儿童的身高、形态均有明显的变化，由于种族、地区及生活条件等各种因素的影响，发育的个体差异较大，一些儿童的发育很快，一年可增高十几厘米，这就需要有大量的营养来满足生长发育的需要，如果此期饮食不好或营养成分缺乏，可能引起钙缺乏，造成钙的代谢负平衡，导致骨质疏松或骨软化而产生膝内翻、膝外翻畸形。

另一个原因是内分泌的影响，经调查发现，女性患者几乎均在青春发育初期发生月经初潮。由于各种激素的影响，使此期的女性对钙的需求量比平时增加很多，比男童的需求量也明显增加，加上女性在青春期生长发育的速度大于男性，所以女性较男性对钙的需求量更多，更易产生钙缺乏而发病。另外由于青春期生长加速，维生素 D 需求量也增加，如由于偏食或营养缺乏而影响维生素 D 的摄入，再有由于气候原因，不能多接触日光来增加自身合成的维生素 D，必将因缺乏维生素 D 而影响钙的吸收与利用，使骨骼不能进行正常骨化，导致骨骼变软而变形，出现膝内翻、膝外翻。

青春期膝内翻、膝外翻以东北、内蒙古多见，大部分为 10~16 岁发病。患者素来健康，早期可有乏力、易疲劳、食欲不振或仅有易疲倦。病变进一步发展，则可出现疼痛，轻者仅有全身关节酸痛不适，以膝关节为甚，女孩多在月经初期之前数月发病，持续几个月后缓解，疼痛对解热镇痛药无效，但补充维生素 D、钙剂则疼痛缓解，以后逐渐出现膝内翻、膝外翻畸形。一般 1~2 年后，发育停止，但畸形则将终生残留。所以注意补充营养，给予足量的维生素 D 及钙剂是预防的重要措施。

38. 青春期膝内翻、膝外翻如何预防？

青春期膝内翻、膝外翻的发生原因可能是患迟发性佝偻病的结果，所以它的预防原则与维生素 D 缺乏性佝偻病相似，但有其特点。首先注意饮食，青春期是身体的第二发育高峰时期，需要大量的营养素来满足发育的需求，要求对食物的质和量都有所提高，对其营养价值要求则更高，并应富含维生素类，对钙的需求量大增，所以应多吃蛋白食物，如奶、豆类、鱼、肉、蛋、动物内脏等，水果如苹果、梨、葡萄等及各种蔬菜。总之，青春期食欲较好，只要注意食物的质量和全面，不偏食，一般就不会引起佝偻病，多晒太阳也是重要预防措施之一。因为男孩户外活动较多，所以男孩发病少，而女孩则相反。如果对于生长发育速度过快，如 1 年内增长 10 厘米以上者，应口服维生素 D 预防并补充钙剂。

39. 何谓老年性膝内翻？

有一位 60 岁老妇人，因为双膝关节疼痛，伴上、下楼梯费力而就诊，她的症状在休息时轻，而行走后加重，局部无红肿。检查时发现双膝关节无红肿，股四头肌轻度萎缩，但在膝关节内侧有压痛，双内踝并拢后，双膝关节不能并拢，存在着轻度的膝内翻。追问病史，患者诉说自小至成年双膝均可并拢，只是近年发现膝关节并拢较困难。拍片只是有膝关节退行性改变。经诊断，她患了老年性退行性膝内翻。那么，什么是老年性退行性膝内翻呢？

老年性退行性膝内翻是指中年以前患者无膝内翻病史，进入老年期以后，无明显原因而发生膝内翻者。老年性膝内翻临床常见，该病病因尚不清楚，可能与膝关节组成之一的胫骨形态有关，因为胫骨存在着生理性内翻，它使膝关节内侧间隙退行性改变，内侧半月板萎缩变薄，在外力作用下外侧韧带松弛而逐渐产生内翻。这种患者大都在50岁以后发病，一般主要为膝关节疼痛，只是在检查中才得以发现，因为此种膝内翻畸形轻微，在站立时较明显，坐位及卧位时减轻。

老年性膝内翻主要症状是膝关节疼痛，开始时只是在行走较久后有膝部酸痛不适，休息后缓解，以后症状逐渐加重，行走短距离后即可发生疼痛，且疼痛程度加重，并逐渐出现膝关节活动受限，膝关节内侧间隙和内侧有压痛，晚期外侧间隙也可有压痛，该病晚期就是膝关节骨关节炎，所以治疗应按骨关节炎处理。

40. 膝内翻、膝外翻都是病理性的吗？

以上所讲的膝内翻、外翻都是病理性的，需要及时诊断和治疗。但在日常生活中，我们发现许多健康的婴幼儿也存在着膝内翻、外翻畸形，只是较为轻微，随着年龄的生长，小儿在生长发育中，膝内翻、膝外翻畸形逐渐消失。这种健康儿童在生长发育过程中出现可以自行矫正的膝内翻、膝外翻畸形，是一种生理现象，是生理性膝内翻、膝外翻。这种现象不是病理性的，无需治疗。但对于这种现象，许多家长，甚至一些医务工作者也不甚了解，往往认为孩子有病，四处求医，更有甚者求医至江湖医生那里，在胡乱救治之后，反而出现一些问题，给家庭、社会造成了不必要的精神和经济负担。所以了解这方面知识，及时听取专科医生的意见就显得十分重要。

41. 为什么婴幼儿会出现生理性膝内翻、膝外翻？

在儿童生长发育过程中，大腿和小腿之间所呈现的角度，即膝关节股骨与胫骨之间的角度并不是固定不变的。胎儿在母体子宫内生长发育时，受到空间的限制，在这个近似球形的窄小范围内，小儿出生后的双下肢几乎都呈不同程度的膝内翻状态。随着婴幼儿的生长发育，双腿逐渐伸直，此时，膝内翻情况有所改善，但 1～1.5 岁以后，小儿学习走路及其以后的一段时间里，学步蹒跚，为了防止摔跤，走路时常双足分开以保持身体平衡，而这种姿势可促进股骨内侧部分发育增快，结果以后逐渐发生轻度的外翻。另外，小儿肌肉发育特点是小儿足部肌肉肌力难以维持足弓，所以小儿多存在着平足，这种平足必然伴有部分足外翻，这也是造成膝外翻的原因之一，但肌肉发育好后，足弓随之发育良好，这种现象就逐渐好转。当幼儿习惯走路并不需两足分开以维持平衡后，股骨外髁也就很快发育。生理性膝外翻得到自行矫正，至最后只留下一个 6 度左右的外翻角度，这个角度是正常的，人所共有的。在这一时期内，如果婴幼儿营养不良或患佝偻病，或因膝关节外伤、炎症、骨发育障碍等因素的影响，使畸形进一步发展而不能纠正，则成为病理性的了。所以作为家长，应注意孩子的这种变化，及时给孩子补充营养，治疗各种疾病，以保证孩子的健康成长。

42. 怎样判断小儿膝内翻、膝外翻是否为生理性？

生理性膝内翻、膝外翻畸形一般较轻，内、外翻度数大多在 10 度以内，同时小儿发育良好，无慢性病、无佝偻病的临床表现。生理性膝内翻的小儿，在自然站立，双足并拢时，双膝不能相互接触，留有间隙。但如果用力并拢，此间隙可明显地减轻甚至消失。生理性膝外翻的小儿，在自然站立时，双膝内侧靠拢后，双足不能并拢而留有间隙，但如果用力靠拢，此间隙可明显地减少或消失，但绝大多数儿童无疼痛感觉，个别在活动过多后可有膝关节部位的酸痛及不适感。这种小儿血的钙、磷化验正常，肝、肾功能亦正常。需要指出的是，许多遗传性疾病也是从婴幼儿开始表现出膝内翻、膝外翻的，所以应注意这种情况并加以鉴别。

43. 为了孩子的健康，孕期和哺乳期应注意什么？

众所周知，胎儿是通过胎盘从母亲的血液中吸取营养来生长发育的，所以孕妇营养良好与否，对胎儿的生长发育有直接影响，如果孕妇营养缺乏，不仅给母体带来损害，对胎儿的发育也造成威胁，所以孕妇的营养很重要，吃是主要摄取营养的方式。一般来说，在头 3~4 个月内，由于妊娠反应，不思饮食，且常剧烈呕吐，都会对母婴带来不良影响，此时应多餐少食，清淡食物较好，如牛奶、豆浆、蛋类、蔬菜、水果等。在妊娠 5 个月后，胎儿生长发育加快，此时所需营养大增，所以母亲饮食必须足量、高质，多食鸡、鸭、鱼、肉、蛋、动物内脏、豆类食物、蔬菜、水果及其他食物。在妊娠后期，胎儿对钙、磷需求量大增，如不及时补充，孕妇则有可能患骨质疏松及骨质软化，尤其孕妇出现"全身骨头痛"时应警惕是否患了骨质疏松症，此时应及时诊治，否则将影响胎儿发育。另外多晒太阳，口服维生素 D 等也是很必要的。在孩子出生后，哺乳期母亲应同孕期一样注意饮食。

44. 如何预防膝内翻、膝外翻畸形？

膝内翻、膝外翻畸形是由其他疾病引起的，在其发展过程中，绝大多数不是在疾病的发病时就形成了膝关节畸形，而是在发展到一定阶段后才出现的，所以预防有关疾病的发生发展或在有关疾病早期就及时进行治疗，才能防止膝内翻、膝外翻的发生。因为 70% 以上的膝内翻、膝外翻畸形来自于佝偻病，所以佝偻病的预防和治疗就成了预防这种畸形的关键。而预防佝偻病则需从怀孕开始，普及孕产期和哺乳期的卫生保健知识，科学育儿的方法，经常进行小儿体检，及时发现问题，尽早采取有力措施来预防，这关系到千家万户，也关系到国家人员素质的问题，所以应积极宣传，大力提倡。

45. 儿童期佝偻病的预防措施有哪些？

合理喂养是预防佝偻病的重要措施，在婴儿期应母乳喂养。因为母乳内热量很高，而且所含的物质，如蛋白质、脂肪等除适应小儿的消化功能及需要外还含有各种抗体，能增加小儿的免疫力。在母乳不足时，应补给牛奶、蛋黄、豆浆、水果、蔬菜等替代，并逐渐过渡到正常饮食。少食多餐，一日 4~5 餐，不宜过多吃零食。当小孩 2~3 岁时，应沐日光浴，每次半小时左右，也要注意补充维生素 D 和钙剂。

46. 为什么膝内翻、膝外翻的治疗必须从娃娃做起？

膝内翻、膝外翻可由多种疾病引起，但在这些疾病的早期膝内翻、膝外翻往往并不明显，只有当疾病发展到一定阶段后才明显起来，这时治疗已经晚了，因而对膝内翻、膝外翻的病因治疗和早期治疗至关重要。如果在尚未发生膝内翻、膝外翻之前就治愈了原发病，就可避免畸形的发生。在已发生膝内翻、膝外翻畸形的情况下，积极进行病因治疗，可以中止其发展，减轻其严重程度，而大部分膝内翻、膝外翻畸形多是在小儿期就开始了，所以从娃娃开始治疗膝内翻、膝外翻是有科学道理的。此时内科治疗显得尤为重要，可通过服药使疾病获得痊愈或进入稳定期后再行膝内翻、膝外翻的矫形手术。

目前，不是所有的引起膝内翻、膝外翻的原发病均能进行内科治疗，如骨的遗传性发育紊乱所导致的疾病，目前尚无有效的方法。外伤所致的畸形可通过外科治疗，而膝关节炎症、结核等病变造成的膝内翻、膝外翻，则需抗生素及抗结核药物结合外科手术治疗。

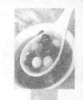

47. 脑瘫和小儿麻痹患者如何预防膝内翻、膝外翻？

对小儿麻痹后遗症和脑性瘫痪的患者，因肌肉异常拉力造成力学不平衡可导致膝内翻、膝外翻。所以针对原发疾病进行治疗最为理想，恢复瘫痪肌肉的肌力，使之恢复平衡，对不能恢复的瘫痪肌肉，且尚未发生畸形的生长发育期儿童，应进行预防性的治疗措施，按摩挛缩的肌肉、肌腱，辅以热疗如热敷或热水浴，使挛缩的肌肉得以松解，锻炼拮抗肌的肌力，如膝关节屈曲挛缩，可有意识地加强股四头肌锻炼，对于保守治疗无效者，则需外科手术治疗，延长或移植挛缩肌肉的肌腱，或用肌腱移位代替瘫痪的肌肉以重建肌力，使之平衡，从而消除产生畸形的动力因素，预防膝内翻、膝外翻的发生。

48. 矫正膝内翻、膝外翻的手术只是为了美观吗？

当然不只是为了美观。因为膝内翻、膝外翻患者由于双腿不能并拢或双踝不能并拢，走路时的姿势也会发生变化，所以对于爱美的现代人来说是非常残酷的。要恢复双下肢的线条美当然是治疗目的之一。而有一些人则认为膝内翻、膝外翻不影响走路、吃喝，不必为了美而接受手术。其实这种看法是错误的，因为膝内翻、膝外翻的矫正手术决不单纯只为了美观。

众所周知，膝关节是下肢主要关节之一，既需要稳定，又需要灵活，而这种稳定和灵活是由正常膝关节的形态做基础的，它也是膝关节正常生物力学的形态学基础。当膝内翻、膝外翻时，膝关节一侧受的力集中，引起一系列的病理变化，结果关节软骨受到过多磨损，使呈浅蓝色、有光泽、滑润而硬韧的关节软骨转化为浅黄色、无光泽、表面粗糙混浊、压之较软的纤维软骨，以后出现裂纹、凹陷和溃疡。关节软骨为了修复可发生软骨下骨的骨质增生，关节面增厚、硬化及骨刺，最终出现骨关节炎。其关节软骨退变的结果又可加重生物力学的紊乱，继而又加重关节软骨的退变，使生物力学更加紊乱，膝内翻、膝外翻畸形更加严重，形成恶性循环。所以膝内翻、膝外翻畸形产生后，如不及时治疗，任其发展，使病情不断加重，关节的破坏越来越重，膝关节的疼痛和活动受限亦逐渐加重，甚至严重影响患者的工作、学习、生活，故应采取积极的态度进行预防和治疗。手术是治疗的主要手段之一，它不但解除了美观问题，也纠正了这种膝关节生物力学紊乱问题，使膝关节力的分布恢复到正常水平，从而打破恶性循环阻止疾病的进一步发展。

49. 膝关节骨关节炎的症状有哪些？

膝关节是人体结构最复杂、也是最大的关节，它既需灵活又需稳定，所以发生骨关节炎的机会也最多，那么该关节发生骨关节炎以后的症状是什么呢？

（1）膝关节疼痛　这种疼痛的早期可能是活动后疼痛，休息或减少活动后减轻，也可出现休息痛，即休息时疼痛或早晨起来时膝关节疼痛，稍稍活动后又减轻，但过多活动后又开始疼痛且较重。这是由于软骨下骨充血所致，活动后充血减轻，因而疼痛也减轻。在晚期，这种疼痛是持续性钝痛，活动、受凉、潮湿和劳累后可加重疼痛，而热敷、休息可使症状减轻。

（2）股四头肌萎缩无力　表现为上下楼梯困难、费力或疼痛症状加重，蹲下起来费劲，有时必须借助外力才能站起来，如双手扶地、扶墙或扶着桌子或拐棍，患者往往不愿意做蹲下的动作，下楼梯或台阶时可打软腿，有突然向前跪倒的倾向，所以有时伴有恐惧感。通常下楼比上楼更费劲，这是因为下楼时股四头肌的收缩力比上楼还要大，有研究显示，上楼所需要的力为4.8，下楼则为6.7，走平路为0.3。所以这些患者下楼更明显感觉出大腿的肌肉"软了""抽了"。

（3）关节肿胀或积液　这种肿胀时轻时重，反复发作，肿胀时关节不能完全伸直，行走困难。

（4）关节活动受限　膝关节骨关节炎早期，关节活动受限不明显，以后逐渐加重，可有晨起僵硬，活动后僵硬消失，又变得灵活起来了。晚期，关节活动严重受限，膝关节不能完全伸直，呈屈曲挛缩状态，行走困难，有时由于关节内有游离体的存在或由于关节软骨凹凸不平，患者走路常有关节被卡住的感觉或伴有弹响和摩擦声。

50. 治疗膝关节骨关节炎的手术有哪些？

如果膝关节骨关节炎保守治疗无效或效果不明显，则需手术治疗，手术治疗目前有以下几种。

（1）人工膝关节置换术　顾名思义，就是将膝关节内已经存在严重病变的关节软骨连同其下的一层骨质切除，换上由金属和高分子材料做成的假体，如同镶牙一样。经国内外大量病例证实，此手术有效。

（2）关节清理术　也就是将关节内有病变的部分关节软骨、骨刺及增生的滑膜切除，将病变关节内的滑液吸出，冲洗干净，然后缝合，就像打扫卫生一样，但这种手术由于不能将病变根除，所以手术的远期效果不好，只适用于不宜行人工膝关节置换术的病例。目前基本上应用关节镜进行关节清理术，不再进行开放手术。

（3）胫骨高位截骨术　就是将小腿的胫骨打断或截去一块，纠正已经存在的畸形，以求得恢复膝关节正常的负重力线，平衡肌力，达到关节功能恢复的目的，同时清除病变的滑膜及骨刺，此手术的疗效尚可，适用于由于力线不正，负重不平衡引起的骨关节炎病例。宜早不宜晚，不适用于严重的晚期病例。

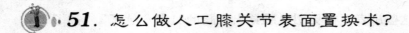51. 怎么做人工膝关节表面置换术？

许多患者对人工膝关节表面置换术不理解，产生误解，甚至恐惧，所以常常问医生"这个手术怎么做"。

其实怎么做是医生的问题，这个手术较复杂，注意事项较多，而患者积极配合也是手术成功的关键条件之一，故患者也应了解这个手术。

一般情况下这个手术在膝关节前方做一纵向的直切口（图14），切开皮肤直至进入关节腔，将髌骨翻到一边，首先检查膝关节内有无其他病变存在，如游离体、半月板损伤等，然后按截骨的要求去除病变的股骨、胫骨关节面及其下方的部分骨质，按着模具及限定的手术步骤，选择合适大小的假体。一般情况下股骨髁的假体是金属的（合金），胫骨假体由金属的底座上加一个高分子聚乙烯制成的垫，髌骨假体则完全是高分子聚乙烯做成的。先用试模试好后，再用骨水泥（一种骨胶，它将假体与股骨和胫骨迅速粘固起来）将正式假体牢固地固定好，冲洗、缝合创口，这样人工膝关节手术就基本上完成了。术后用棉纱布或弹性绷带将关节加压包扎1~3天，以减少出血。这个手术多在止血带下进行，出血不多，由于手术器械都是配套的，手术步骤也是严格规定的，所以手术时间不长，对患者的打击较小，适

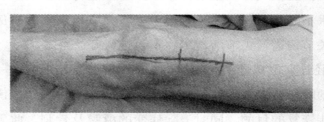

图14　人工膝关节置换术切口

合于老年人。

 52. 人工膝关节表面置换术有风险吗?

许多人问医生这个问题,其中有相当部分的患者因为害怕危险而拒绝手术,导致病情恶化或致残,所以了解此手术的危险性,做到心中有数就显得尤为重要。

客观上讲,任何手术都是有风险的,小的手术有时也需冒大的风险。人工膝关节手术也不例外,而且接受此手术的患者多为中老年人,他们往往患有高血压、糖尿病、心、脑血管疾病、骨质疏松等慢性疾病,所以手术风险就更大了一些。但这并不能说明就一定出危险,因为在手术前,患者必须全面地检查身体,评估各脏器的功能情况,对于有严重内脏功能疾病的患者,需经内科治疗好或改善原有疾病后才能手术。对于各内脏功能虽不完好但能代偿的患者,在术前术后严密的观察、监测,发现问题及时处理,及时治疗,患者会很安全地渡过手术关的,对于功能完好的患者其风险更是小得多,所以即使患有内科疾病的患者仍可以接受人工膝关节手术。特别是现代医学的迅速发展,各种医疗器械的改善与改进,使手术变得越来越快,越来越精确,对患者的打击越来越小。现代仪器设备的应用,也使患者的病情变化,能够迅速观察出来,而得到及时治疗,将潜在的危险消灭在萌芽状态,所以人工膝关节手术虽然有风险,但它仍是十分安全的。临床实践也证明了这是一个安全的手术。如果您需要接受人工膝关节手术的话,大可不必顾虑重重,坦然接受就是了。

 53. 股四头肌是哪块肌肉?

股四头肌就是大腿前面的那块肌肉,您将手放在大腿前面,用力伸直膝关节并将脚尽量背屈,这时就会感觉到大腿前面的肌肉由于收缩而变得坚硬，并且出现其特有的轮廓，这块发达的肌肉除了是保证膝关节功能正常的因素之外，还是人体美的重要因素之一。该肌肉由四块肌肉组成，它们是股内侧肌、股外侧肌、股中间肌和股直肌，它们虽然起点不同，但共同止于髌骨，形成粗大的髌韧带附着于小腿胫骨的上端，又由于它位于股前方，故称为股四头肌。正常情况下，股直肌和股外侧肌及股内侧肌在收缩时可以在体表看到它的外形，而股中间肌由于位置深而不能观察到。股四头肌的四个头均由股神经支配，它的营养血管来自股动脉，这使它们既可以独立收缩，又可以共同协作，达到既联合又独立的功效。我们正常行走及上下楼梯或台阶时，股四头肌是主要的动力，当这块肌肉萎缩时，我们就会出现行走困难，上、下楼梯困难，蹲下起来费劲等表现。

54. 髌骨是哪块骨？

髌骨就是膝关节前方的那块骨，俗称"膝盖骨"，用手在膝关节前方一摸便知，它类似圆形，上宽下窄，其内面有一层厚厚的关节软骨即髌骨软骨，大腿肌松弛时，用手向左右推可感觉到它的滑动，如将大腿绷紧，则髌骨变得非常稳固，再也推不动了。因为髌骨整个被股四头肌腱包裹着，所以它是股四头肌腱的籽骨。不要小瞧它，它的作用可大了，可以将股四头肌的力量聚集在一起，起到支撑的作用，对于膝关节来说，它又是膝关节的重要组成部分，它像一个滑轮，当膝关节活动时可以在股骨髁的关节面上滑动，同时将股四头肌和髌韧带的拉力转化为对股骨髁的压力。对维持髌股关节的功能起重要作用。所以髌骨是膝关节的重要组成部分，也是股四头肌功能整体的重要组成部分。

55. 髌前滑囊炎是怎么回事?

髌前滑囊位于皮肤与髌骨、髌韧带之间,覆盖于髌骨的下半部和髌韧带的上半部,因外伤或慢性劳损而充血、水肿、渗出,导致滑囊的无菌性炎症发生髌前滑囊炎(图15)。

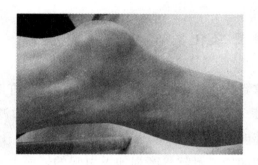

图15 髌前滑囊炎

本病多发生于跪位工作者,临床上表现为髌前疼痛、肿胀,向前凸出呈帽状,触之有弹性和磨砂样感觉,穿刺为淡黄色或棕黄色滑液。

治疗上一般采用非手术疗法,理疗、抽吸、封闭治疗,如无效行手术治疗,将髌前滑囊切除。

56. 什么叫髌骨软化症?

髌骨软化症是髌骨软骨由于不正常磨损而导致膝前痛的一种疾病。由于此病是在近100年前被发现的,当时手术时发现髌骨软骨变得肿胀、触之发软,而不是正常的坚韧弹性,故称之为"髌骨软化症",以后这个名称就延续下来了,实际上这个名称只是对手术中所见的髌骨软骨面的一些病理改变肤浅的形态学描述。髌骨软化症是骨科常见病、多发病。北京协和医院骨科叶启彬教授领导的科研小组对该病进行了流行病学调查，发现我国正常人群中髌骨软化症的患病率为36.2%，尤其是30~40岁年龄组是该病的高发年龄，这是因为在这个年龄段，髌骨软骨已开始退变，而此阶段生产劳动和日常活动也是最繁忙的，所以髌骨软骨更易受损，正确认识和了解此病，对防治和延缓全膝关节功能退变大有好处。

57. 髌骨软化症的症状有哪些？

膝前痛是髌骨软化症最早也是最突出的症状，许多患者自述膝盖骨后面痛，或膝关节前方疼痛，这种疼痛在休息时减轻，活动后加重，或在走平路时症状不明显，上、下台阶或上、下楼梯时疼痛加重。这是因为活动使髌骨软骨磨损加重引起的，而上下台阶时膝关节需加大屈膝角度，这样对髌骨软骨的磨损也就更重，故疼痛更明显。疼痛可能是钝痛，但在青少年，这种疼痛常常在跑跳过多后出现，甚至夜间疼痛而影响睡眠。有时可持续很长时间，几个月，甚至几年。

反复的膝关节肿胀、积液又是另一个明显的症状，这种患者往往有反复的不明原因的膝关节肿胀、积液，当活动多时肿胀及关节内积液就明显，一旦停止活动一段时间后，肿胀就会慢慢消退，积液也就逐渐吸收，但一旦活动增多，积液和肿胀又会出现。如此反复患者往往不能走路，不敢多活动，给生活带来许多不便，打软腿，上下楼梯及台阶费力，蹲下起不来，站立下蹲及蹲下站立需扶地、扶墙或借助外力才能起来，这是因为股四头肌萎缩，肌肉无力所造成的。髌骨软化症的患者几乎无一例外地存在着股四头肌无力与萎缩，尤其是股内侧肌的萎缩更为明显。

58. 小孩是不是也可以患髌骨软化症？

答案是肯定的。叶启彬教授调查发现，髌骨软化症可以发生在各个年龄段，小于9岁的小儿发病率为12.7%，10~19岁为24.0%，只是这些病儿往往被误诊为生长痛、局部风湿或风湿性关节炎而被漏诊了。因为小儿出生时髌骨为透明软骨，2~5岁出现骨化中心，17~18岁髌骨的骨化完成。一般情况下髌骨只有一个骨化中心，但有时可以有一个或数个骨化中心，这些骨化中心若不愈合，则可形成二分髌骨或三分髌骨或各种畸形的髌骨，这样可能导致髌骨在滑动时出现力学紊乱，导致软骨损害而出现症状，所幸的是，小儿软骨损伤较轻，且有极强的修复能力，所以很快可以痊愈，患者症状消失。所以如果您的孩子患了膝关节痛，一定要想到此病的可能。如我在门诊中遇到一个13岁的男孩，每次踢球后出现髌骨后面痛，经休息2天后就缓解，他的父母也不以为然，医生也认为他患了生长痛，所以没有给予治疗，直到有一天，他的关节在过度活动后肿了起来才引起重视，经拍片发现髌骨有轻度半脱位和二分髌骨畸形，股四头肌也有轻度的萎缩，诊断为髌骨软化症，以用电刺激股内侧肌治疗2个月，患者症状消失，跑跳后疼痛也消失了，半年后随访，患者痊愈。

59. 什么原因引起髌骨软化症？

引起髌骨软化症的原因很多，目前比较肯定的病因主要是髌骨的生物力学紊乱，髌骨半脱位和倾斜，髌骨失去了正常滑动轨迹，使髌骨软骨面与股骨髁软骨面相对应的关系发生了变化，导致髌骨软骨外侧部分过度磨损而损伤软骨，而内侧部分则由于失去了正常的滑动接触面，使该部分软骨得不到应有的压力刺激而导致软骨的失用性软化。除此之外还有髌骨软骨与股骨髁不正常的撞击损伤软骨。造成髌骨半脱位的原因很多，其中膝外翻角度增大，股四头肌萎缩、膝关节髌骨外侧的韧带挛缩等较为常见，尤其是股四头肌萎缩，它既是髌骨软化症的病因，又是该病的结果。膝外翻角度越大，髌骨向外脱位的倾向也就越大，导致髌骨力学不平衡的机会就越多，髌骨软化症发病率就越高，所以治疗髌骨软化症就必须设法恢复髌骨的生物力学平衡，纠正其紊乱状态才是上策。

60. 为什么女性容易患髌骨软化症？

临床发现，女性更易患髌骨软化症，这是为什么呢？原来是因为女性的膝外翻角度比男性大所致。

何为膝外翻角度呢？如果将双腿并拢直腿站立，您就会发现大腿和小腿其实并不在一条直线上，而是小腿略向外，大腿略向内，大腿和小腿之间形成了一个向外的夹角，这就是膝外翻角度。女性由于生理发育原因，其骨盆比男性宽大，相应的其膝外翻角度就必须大，才能适应生理的需要，但恰恰是这种发育特点，使女性髌骨向外侧脱位或倾斜的机会比男性大得多，所以女性发病率也就较男性高。

61. 髌骨软化症与髌股关节炎是不是同一疾病？

髌骨软化症与髌股关节炎是同一种疾病的不同时期。在早期髌骨软骨破坏得还不太严重，软骨面的破坏只是肿胀、发软，此时如果及时治疗，软骨面尚可自行修复。但如果继续发展下去，软骨面破坏加重，软骨就会剥落，软骨下的骨质裸露，出现硬化，软骨就无法修复了，此时其相对应的股骨髁软骨面也出现了病理改变，到了这一阶段，髌骨软化症就发展成为髌股关节骨关节炎了，这会给膝关节功能带来很大影响，与此同时或先后，膝关节的其他部分也会发生退变，

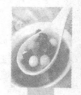

逐渐发展成全膝的骨关节炎。所以及时治疗髌骨软化症也是防止进一步发展成为髌股关节炎和全膝骨关节炎的重要措施。

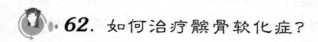

62. 如何治疗髌骨软化症？

以前提到股四头肌萎缩是导致髌骨半脱位、髌骨软化症的主要原因，它既是病因又是结果，所以如何防止股四头肌萎缩，使萎缩的肌肉再度强壮起来成为治疗该病的关键。研究发现股四头肌萎缩时，股内侧肌萎缩最为明显也最早。由于此肌是将髌骨向内侧牵拉的唯一的肌肉，所以单独地加强股内侧肌肌力可以有效地纠正髌骨向外脱位。针对这个问题，国内叶启彬教授在电刺激治疗脊柱侧弯的基础上，研制了JKY型肌肉康复治疗仪，利用交替的电脉冲选择性地刺激股内侧肌，使该肌收缩，变得强壮有力，从而达到治疗目的。临床实践证明，此方法简单可靠，疗效确切，是首选的治疗方法。另外，对于关节内积液的患者可以服用消炎镇痛类药物，如芬必得、扶他林、肠溶阿司匹林等，一是缓解疼痛，二是可以抑制关节内存在的无菌性炎症，达到消除积液、减少渗出的目的。对于急性期休息制动也是有效的手段，避免膝关节过度活动及过度屈伸，如避免下蹲动作等。这些治疗方法综合利用，疗效较好，患者可根据病情及条件选择应用。

63. JKY型肌肉康复仪治疗髌骨软化症的

原理是什么？

上述提到用JKY型肌肉康复仪治疗髌骨软化症，疗效确切，其原理是什么呢？经过研究发现，股四头肌中股内侧肌萎缩为该病的主要病因，任何原因所致膝关节疼痛导致膝关节活动受限时，都首先引起股内侧肌萎缩和无力，进而加重髌骨半脱位，使髌骨软化症进一步恶化，所以单独加强股内侧肌，使其向内的收缩力加强，以对抗髌骨的外移拉力，从理论上讲是最理想的方法。用生物反馈方法单独提高人体某一组肌肉力量的方法，国内外均早已有成功的报告，新型肌肉电刺激仪 JKY 型肌肉康复治疗仪，能够治疗多种原因所致的肌肉萎缩，选择性地加强某一组肌群的肌力，该仪器的每个通道每隔 6 秒钟输出一次稳定的电刺激波，作用于病变的肌肉，使之收缩锻炼，逐渐变得强壮有力，使肌力恢复。股内侧肌萎缩时，其内侧的 II 型肌纤维萎缩最快，而 II 型肌纤维在股内侧肌中占的比重较大，电刺激恰能使 II 型肌纤维的体积、数量和力量迅速恢复，所以用该治疗仪能使股内侧肌很快变得强壮有力，另外选择性股内侧肌电刺激通过特异性地增强股内侧肌肌力，有效地纠正髌骨的半脱位和旋转，减少了髌股关节面的压力不平衡，同时在脉冲电流的作用下，股内侧肌间断地收缩，对髌股关节面形成反复地刺激，促进关节腔内关节液的循环及髌骨关节软骨的小循环，从而有利于关节软骨的营养，起到减少软骨面的破坏，缓解临床症状的目的。具体使用方法，患者取仰卧位或坐位，膝关节完全伸直，找到股四头肌内侧头（用力伸膝可准确摸到），于髌骨内上方及向上 10 厘米处各放一电极板，开启电源开关，将电流强度逐渐加大，由 30 毫安逐渐增至 70 毫安，使肌肉产生明显的收缩活动而无痛感为宜，每次治疗时间不少于 30 分钟，每天 1~2 次，16 次一个疗程，一般治疗 1~2 个疗程后，症状迅速缓解，上下楼梯、骑车及下蹲明显有力。

64. 中老年人怎样做膝关节功能锻炼？

常见到一些中老年人做膝关节功能锻炼，他们反复地屈伸膝关节，一会儿揉髌骨，一会儿抖晃膝关节。这些动作其实对膝关节大都是有害无益的。

因为中老年人膝关节多开始出现了关节软骨退变、骨质增生等退行性改变。表现为膝关节疼痛、股四头肌萎缩、上下楼梯时疼痛加

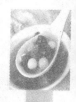

重，蹲下后不能自行站起，更有甚者出现膝关节腔内积液、屈膝挛缩畸形等。这种膝关节功能锻炼的目的，主要是为减轻股四头肌萎缩，减轻和消除膝关节疼痛。屈伸膝关节、揉按髌骨、抖晃膝关节使髌骨软骨反复地与股骨髁的软骨面摩擦，使软骨磨损加重，其结果使膝关节疼痛加重，甚至出现关节积液，而关节积液又加重肌肉萎缩，肌肉萎缩又会使原有的症状加重，形成恶性循环。

正确练习膝关节的方法应该这样：将膝关节尽量伸直，在保持膝伸直状态下练习股四头肌收缩，每次收缩应坚持3~4秒，每分钟应练习10次，每小时应坚持肌肉练习5~10分钟。有条件的话还可应用电刺激仪选择性刺激股四头肌内侧头，使股四头肌强壮、有力，达到减轻疼痛，防止股四头肌萎缩的目的。除此之外，还应避免膝关节过多活动，应用坐便器等。

65. 膝关节越痛越要活动对吗？

有些中老年人，没有明显诱因出现了膝关节疼痛，尤其是膝前部疼痛较为常见，同时伴有上、下楼梯疼痛加重，蹲下起来时费力，需扶地或扶大腿才能站起来。有时有反复的关节肿胀，严重的出现膝关节不能伸直。于是怕膝关节有残疾，就开始了练习，忍着疼痛屈伸膝关节，摇晃、按摩髌骨；更有甚者，越是上下楼梯困难，越是练习上下台阶，问其道理，答"膝关节越痛越要活动"，这种做法对吗？

要回答这个问题，应先分析膝关节疼痛的原因，其实这些中老年人，多患退行性关节炎髌骨软化症。这是一种退行性变，是由于关节软骨磨损引起的，往往伴有股四头肌萎缩，股四头肌是伸膝的主要肌肉，此肌萎缩引起上下楼梯困难，蹲下后不能自行站起。股四头肌萎缩和髌骨软化症互为因果关系。膝关节疼痛可导致和加重股四头肌萎缩，而此肌萎缩又能加重膝关节疼痛，这是一种恶性循环。如反复屈膝关节使髌骨关节软骨面磨损加重，可诱发滑膜充血炎症引起关节积液，上下台阶运动比反复屈伸关节的损伤还要严重，所以这种锻炼是错误的，不但不能起到锻炼作用，反而加重病情，使疼痛和关节积液加重。

应怎样锻炼呢？首先应避免使髌股关节磨损加重的动作，如屈伸关节、上下台阶运动、揉抖髌骨等，有关节积液时更应如此。正确的练习应尽量伸直膝关节，在保持膝关节伸直状态下练习股四头肌收缩，每次收缩应坚持 3~4 秒，每分钟不少于 10 次，每小时应肌肉练习 5~10 分钟。对于严重股四头肌萎缩的人，除这种练习外，必要时应用电刺激治疗仪，选择性地练习股内侧肌，使练习治疗效果更佳。

66. 盘腿坐着的习惯好吗？

我们国家的中老年人，甚至一些青年人，由于受传统习俗的影响喜欢盘腿而坐，电视剧及一些娱乐节目里也常常出现这种盘腿坐着的镜头，似乎盘腿成了人们生活中的一部分了，但究竟盘腿习惯好不好，对身体有害吗？

有人对此进行了研究，结果发现有盘腿习惯的人患双膝关节骨关节炎的机会比没有盘腿坐着习惯的人大 4~5 倍，也就是说，盘腿而坐与膝关节骨关节炎的发病有关，从这一点上可以说明盘腿对身体有害，为什么呢？

因为盘腿是膝关节极度屈曲，坐位时身体的重量又部分地作用在大腿上，结果使膝关节股骨髁和胫骨髁的关节软骨所承受的压力过高，久而久之就会造成关节软骨的损伤；另外，在膝关节极度屈曲时，髌骨与股骨髁之间压力增高，也会加重髌骨软骨的损伤，导致髌骨软化症。除此之外，盘腿坐的过久还会使双下肢的静脉回流不畅，动脉供血受阻，使下肢出现酸麻胀等症状，膝关节的血液循环也会受到不良影响，可诱发一系列的改变而导致关节软骨损伤，所以盘腿习惯对身体有害无益，应尽量避免。

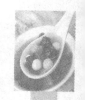

67. 股四头肌萎缩与膝关节肿胀、积液是什么关系？

在髌骨软化症或膝关节骨关节炎的患者中，无一例外地存在着不同程度的股四头肌萎缩，其中以股内侧肌萎缩最为严重。而膝关节肿胀、积液常常发生在某一次剧烈或过多地活动之后，然后股四头肌迅速萎缩变得软弱无力，所以许多患者往往这样描述自己的病情："我的膝关节疼痛，活动后加重，有一次我踢球或跑跳多了些，第二天就肿起来了，再过了一段时间，我发现我的腿细了，走路也没有原来有力量了，上下台阶或楼梯很费劲，后来活动多了，膝关节又肿了，腿也变得越来越没有劲了。"这很明显地说明了，膝关节肿胀、积液与股四头肌萎缩之间存在着因果关系。为了阐明二者的关系，许多学者进行了研究，发现即使膝关节腔内只有很少量的积液，股四头肌也很快地萎缩，而其他肌肉萎缩则不明显，股四头肌萎缩又可加重或导致膝关节积液，如此反复，形成恶性循环，故提出股四头肌萎缩与膝关节积液存在着互为因果的关系。这种选择性股四头肌萎缩的机制非常复杂，仍需进一步研究，但却使我们认识了如何打破这个恶性循环的关键，即在膝关节积液多时，可穿刺抽吸，同时积极锻炼股四头肌和应用 JKY 型电刺激仪选择性地练习股内侧肌。关节积液少时，只需锻炼股四头肌即可。临床实践证明，这样做效果很好，值得推广。

68. 如何锻炼股四头肌的功能？

说到膝关节功能锻炼，许多患者认为就是屈伸关节、多活动、多走路，更有甚者，当膝关节疼痛和无力的时候，认为越痛越需活动，于是不停地屈伸膝关节，抖晃，结果事与愿违，不但不能起到锻炼的效果，反而症状更加严重。其实这种锻炼方法欠妥，因为膝关节功能锻炼中，股四头肌功能锻炼是主要的。

股四头肌的锻炼方法有两种，一种是直腿抬高法：患者仰卧位，将膝关节伸直，将整个下肢向上抬起，自 0~60 度，抬高角度不超过 60 度，否则由于重力的作用，使股四头肌的收缩力量反而减弱。每分钟坚持 4~6 次，每小时坚持肌肉练习 5~10 分钟。在锻炼时，患者可用手触到股四头肌的收缩，当练习到股四头肌肌力强壮以后，可以坐位将腿伸直，在足背上绑一个 1~2 千克的沙袋，将足在小腿伸直的状态下向上抬起，并最好能坚持 5~10 秒，然后放松，稍事休息后继续抬起，每小时坚持锻炼 5~10 分钟，此种方法适合于青年人，肌力足够强者。

另一种方法，患者坐位或仰卧位，将小腿伸直，保持膝关节伸直状态下，将大腿肌肉绷紧，将足尽量向背侧屈曲，同时绷紧小腿肌肉，每次坚持 3~4 秒，每分钟 10 次，每小时锻炼不少于 5 分钟，此方法较为平和，适合于老年人或患有心脏病的人。需要指出的是，锻炼要循序渐进，不可能在短时间内肌力就能强壮起来，只要坚持，膝关节的疼痛会减轻，上、下楼梯也会感觉到有力，蹲下也能起来。我们在临床中，还遇到一些患者朋友，他们锻炼得过分，结果肌肉特别疲劳。有的将每小时需锻炼 5~10 分钟，误解为将 1 天内的锻炼集中在 1~2 个小时内完成，结果也导致肌肉疲劳，应避免这样做。临床实践证明，这种锻炼是主动的，既能起到恢复膝关节功能的目的，又能增强患者战胜疾病的信心，再配合使用 JKY 型肌肉康复仪，则疗效甚好，尤其是髌骨软化症的患者，能迅速缓解症状，解除疼痛。

69. 晚期髌骨软化症怎么治疗？

如果髌骨软化症已是晚期，应用电刺激仪治疗和股四头肌锻炼也能缓解症状，但不能治愈，到后期阶段药物或理疗等非手术方法无效，这时就需要用髌股关节表面置换术来治疗了。

什么是髌股关节表面置换术呢？北京协和医院曾用自行设计的高分子聚乙烯制成的人工髌骨，为 23 例晚期髌骨软化症患者进行了髌股关节表面置换术，试图解决由此病所引起的膝关节疼痛问题。术后 1 年内，患者膝关节痛获得了不同程度缓解，但长期随诊发现（44.9 个月），膝关节疼痛和积液又复发加重，再手术时发现主要原因为股骨前髁及髁间凹处的骨皮质被人工髌骨严重磨损。为此叶启彬医生等人于 1989 年开始合作设计了股骨髁侧的金属滑行轨道，用此做股骨髁的表面置换，供人工髌骨在其上滑行，解决了股骨髁骨皮质磨损问题，这样髌股关节表面置换术的设计就完成了。以 48 例患者长期随访（5~9 年），患者症状改善，功能恢复，效果满意。该手术适用于髌骨软化症晚期（髌股关节炎）引起的膝关节疼痛，活动受限及膝关节积液经积极非手术治疗半年以上无缓解者；X 线片、CT 或 MRI 检查，显示膝关节骨关节炎主要局限在髌股关节，髌骨有明显半脱位、髌股关节间隙变窄、软骨面明显破坏、修复无望者；一般年龄在 50 岁以上、无全身及其他部位手术禁忌证、膝关节周围及其他部位无感染者。

70. 髌股关节表面置换术术前需做什么准备？

髌股关节表面置换术虽然较小，但仍然是一个要求条件较高的手术，术前需充分准备，一般情况下有如下几方面。

（1）同其他骨科手术一样，需要严格的皮肤准备，清洗皮肤、备皮，皮肤有痤疮或感染者一定要治愈。

（2）术前仔细查体，注意心、肺、肝、肾等内脏功能及血常规、尿常规的检查，注意有无股四头肌严重萎缩和关节的活动度，有无内、外翻畸形，术前拍照膝关节正侧位片及轴位片，了解髌骨脱位情况，以决定术中是否需加做膝外侧髌股支持带松解术。

（3）术前应积极锻炼股四头肌，以利术后此肌功能康复，如能用

JKY 型康复治疗仪进行刺激股内侧肌则更为理想，这样就更利于术后的康复。

（4）术前一天或当日清晨，静脉给予抗生素，以预防感染。

 71. 髌股关节表面置换术后注意什么？

手术成功与术后处理有很大关系，对该手术也是如此。

（1）应将患者患肢置于两个软枕上，保持腿抬高，屈髋、屈膝 30 度位或放置于 CPM 机上（连续被动关节功能运动器上），麻醉清醒后，立即开始鼓励患者做股四头肌收缩活动及活动踝关节和足趾各关节，注意膝部加压包扎绷带的松紧度，过紧则需放松一下，做到松紧合适，尽早地做 0~30 度轻度屈伸膝关节运动，有利于膝关节血液循环，有利于伤口愈合。

（2）继续静脉注入抗生素，至少一周或体温正常后一天停止。

（3）注意引流管通畅，当引流液少于 50 毫升时将其拔除，一般在 24~48 小时拔除，同时更换薄层敷料，有利于功能锻炼。

（4）指导膝关节功能锻炼是患者顺利康复及获得良好功能的前提，有 CPM 者，可开动机器进行被动功能锻炼，术后第 1 天 0~30 度屈伸，在患者能耐受情况下，逐日增加关节屈曲范围，一般 2 周应能达到屈膝 90 度。主动功能锻炼，手术清醒后，即开始作股四头肌收缩及踝趾关节的屈伸活动。术后第 3 天开始，可做被动屈伸膝 30~40 度活动。家属或护士一手置于膝关节上方后部，另一手握患者小腿做屈伸膝活动，患者主动配合做屈伸膝肌肉收缩。家属或护士一手置于患者足跟部稍加上抬并让患者做直腿抬高。一般术后第 7~8 天，患者应能做直腿抬高，如开始时将患肢置于 3~4 个高枕上，从起点较高处做直腿抬高，更易自行练习。术后第 3~4 天开始，主动练习屈膝活动，1 周后可坐在床边，双小腿垂在床旁进行主动屈伸膝活动。第 9~10 天，当股四头肌之力达到 3 级以上时，允许患者下地扶床活动、行走及练屈伸膝关节。一般 12~14 天屈伸膝应达到 0~90 度，这时可出院。

（5）JKY 型肌肉康复仪的应用。因术前存在着股四头肌萎缩，手术又可加重肌萎缩（特别是股内侧肌）故术后第 5 天开始应用此仪器进行股内侧肌电刺激，有利术后肌肉康复。

（6）一般术后 12 天拆除缝线。

72. 人工髌股表面置换术后如何康复？

拆线后继续进行股四头肌锻炼，并可逐渐于足背挂重物进行练习，由 1 斤开始，每星期增加 1 斤，直至负荷至 6 斤。做直腿抬高练习，一次完成 15 次直腿抬高动作时，可以逐渐扶拐行走，直至可以不用拐行走。如用 JKY 型肌肉康复治疗仪继续电刺激股四头肌治疗效果则更好，同时练习下蹲动作。一般情况下术后拆线即可扶拐下地走路，扶拐可防止摔倒和人工关节松动，鼓励患者多行走和屈伸膝关节运动，避免静坐不动，在头 3 个月，应每月复查，检查膝关节功能情况和指导功能练习。2 个月内屈伸角度达到 0~110 度或 120 度。如在术后 3 个月内不坚持锻炼，由于手术切口瘢痕的影响，所获得的功能可能减退，术后 3 个月拍片复查，以后每半年拍片复查一次，但术后均应避免做过度屈膝的动作，不要蹲下，上厕所最好用坐式马桶，以防假体松动。

73. 什么是半月板？

有些膝关节外伤的患者，经医生诊断为"半月板损伤"。什么是半月板呢？

原来半月板就是衬垫于膝关节两骨端之间月牙形的软骨，称之为半月板，它附着在胫骨平台的边缘。其周边较厚，中央部较薄，而非均匀一致厚度，所以它可以加深胫骨髁的凹陷程度，以适应股骨髁的隆凸形程度，以加强膝关节稳定，同时又可以起缓冲震荡，分解压力的作用。它与膝关节内的交叉韧带协同，控制和引导膝关节的轻度螺旋运动。它属于纤维软骨，半月板只有边缘部分有血液供应，而中央部无血供，所以一旦半月板损伤，很难自行修复。

每个膝关节的半月板有 2 个，内侧的一个较大，呈"C"形，前窄后宽，而外侧半月板形态近似"O"形。一般情况下外侧半月板比内侧活动度大。另外，外侧半月板常常发生先天性盘状畸形。

74. 半月板损伤后临床上有哪些症状和体征？

膝关节突然旋转或跳起落地时由于自体的惯性力或侧方撞击力，则膝关节内半月板受到挤压并移位，造成半月板损伤。患者常称关节一侧痛（内或外），疼痛位置较固定，膝伸直障碍并伴弹响，上下台阶或走在不平路上常打软腿。检查时常见股四头肌萎缩，在关节间隙有压痛，过伸过屈膝部时疼痛，旋转挤压膝关节疼痛、弹响。

半月板损伤多见于运动员、矿工、搬运工等，男性多见，这是因为男性喜好运动和体力劳动较多所致。大多数患者有明确的膝关节扭伤史，且受伤后膝关节剧痛，很快关节就肿胀、积液、关节不能伸直，休息 1 周左右，肿胀消退，关节逐渐恢复功能，但始终感到不稳定，有时出现关节即不能伸直，也不能屈曲的交锁状态，只有摇晃一会或抖动或出现一声"咔嗒"声，膝关节活动才能恢复正常。需要指出的是，半月板损伤的症状和体征无任何特殊性，所以急性期是很难做出诊断的，一般在 3 周以后才能明确诊断。X 线片检查往往无异常发现，膝关节镜检查可明确诊断。所以如疑似半月板损伤的朋友，请及时到正规医院骨科就诊，而不能盲目求医，以免影响诊断和治疗。

75. 半月板损伤如何治疗？

在膝关节受伤急性期，如疑似半月板损伤，就必须限制膝关节活动，可用石膏固定、卧床休息、局部可用冷敷或用消肿止痛的中药外敷。如关节内积血较多，应用注射器抽尽血液，并做膝关节加压包扎。在疼痛减轻后，开始做股四头肌锻炼及足踝各关节的功能锻炼，以免股四头肌萎缩及下肢功能丧失。3周后，经确认为半月板破裂，可继续做膝关节功能锻炼。

急性损伤如发生关节交锁，可应用内、外翻加旋转予以解锁，但切忌暴力，以免造成韧带损伤。在试行解锁无效的情况下，应行小重量皮牵引，缓解肌肉痉挛，减轻疼痛，活动患膝，交锁可能解除，这时膝能完全伸直，可用石膏固定膝伸直（160~170度）位3周，在此期内做股四头肌功能锻炼，去石膏后做膝关节功能练习。对半月板已造成明显症状，影响走路乃至劳动者，常需手术治疗。近年来由于对半月板功能的重要性有了较深入的了解，对全切除半月板采取了慎重的态度，对于那些边缘游离而前后附着点完好者，可以将边缘缝合，也可只切除撕裂的部分而保留其周缘部分。

近年来由于关节镜的进展，半月板损伤可在镜下行修补、缝合、部分切除乃至全切除术。所以经关节镜行半月板修复术是骨科领域的一大进展，它是在关节腔完整的情况下手术的，有创伤少、患者恢复快、不留创口、患者容易接受等优点。

76. 半月板损伤手术切除疗效如何？

膝关节半月板损伤后，半月板完全切除的疗效近期内较为满意，若干年后则其疗效逐渐变差，主要有以下三方面的问题：①关节退行性病变，半月板切除后股胫关节间隙变窄，胫骨髁硬化，股骨髁变扁；②膝关节不稳定，半月板切除后其本身作为楔形衬垫物所形成的稳定作用丧失，还可引起韧带或关节囊的继发松弛，出现不稳定；③慢性滑膜炎形成。

77. 半月板损伤能自行修复吗？

由于半月板只有外缘的 1/3 有血液供应，因此除了近边缘部的撕裂外，其他很难自行修复。近年来有人发现如撕裂至边缘，也有愈合的可能。所以半月板损伤大部分很难自行修复。

78. 半月板术后怎样进行功能锻炼？

半月板术后最重要的是早期开始股四头肌锻炼，而不是过早过多地进行膝关节伸屈活动。术后第二天即在医生指导下进行股四头肌等舒张收缩运动，术后一周开始做抗阻力等长收缩（足部加重量使患者抬腿）运动，使膝关节屈曲练习。术后 2 周可坐床边做屈曲膝关节及活动股四头肌练习，术后 3 周肌力恢复，可扶拐下地行走。

79. 半月板损伤术前准备应注意什么？

术前一定要明确为半月板损伤，注意膝关节伸屈功能训练，锻炼股四头肌肌力，防止肌萎缩，以便术后尽早恢复膝关节功能。具体方法，平卧位将膝关节伸直，用力收缩股四头肌，使之收缩坚持 30 秒～1 分钟，然后放松肌肉休息，每小时坚持锻炼 5～10 分钟；或做直腿抬高练习，但直腿抬高应在 0～60 度之间。这种方法可使股四头肌均收缩，但不能单独地练习股内侧肌。而半月板损伤时，股内侧肌萎缩最为明显，所以还必须使用 JKY 型肌肉康复仪选择性电刺激股内侧肌，使之强壮有力。这两种方法结合起来使用，效果明显。

80. 膝关节镜检查是怎么回事？

膝关节镜是一种内窥镜，使用时通过皮肤切口经套管针插入关节镜，直视下观察各种组织结构的形态特点，以便及时发现病变，通过拍照、录像或组织活检可研究关节内病变的性质和变化程度，并能在镜下开展必要的手术，对诊断、治疗和判断预后均有很大帮助。

81. 在选择膝关节镜检查时应注意什么？

膝关节镜检查的准确率高、安全性大，除关节已经强直或有明显的关节活动损害，手术区有炎性病灶，局部皮肤有裂伤或合并有细菌感染等外，关节镜检查均可被考虑。但对近期内做过关节造影者，由于造影剂的刺激，有发生化学性滑膜炎的可能，并常常得出假阳性结果；有出血性疾病的患者术中出血虽可用大量生理盐水冲洗，但术后可发生大量关节积血。以上两点，在选择关节镜检查时应特别注意。

82. 膝关节血肿与创伤性滑膜炎如何鉴别？

膝关节血肿与创伤性滑膜炎均为关节受到外伤后出现肿胀疼痛、积液、浮髌试验阳性，以下是二者鉴别要点。

（1）关节肿胀的时间　关节内血肿一般在伤后短时间内（几分钟至几十分钟）出现，而滑膜炎多在伤后6~7小时开始出现。

（2）疼痛程度　关节内血肿疼痛明显，而滑膜炎仅有胀感和不适，疼痛不明显。

（3）局部及全身反应　关节内血肿局部温度增高，张力大，甚至有全身反应，而滑膜炎多无此反应。

（4）关节穿刺　关节内血肿的抽出液为全血，而滑膜炎为黄色黏性渗出液。

83. 膝剥脱性骨软骨炎是怎么回事？

本病是一种关节软骨面的局限性慢性坏死性病变，其特点是由于关节软骨的下面骨质的缺血坏死在其周围逐渐长出纤维肉芽组织，使其从骨骺上剥脱，最终形成关节软骨游离体。病变多发生在股骨内髁关节面，靠近髁间窝，后十字韧带附着处。病变早期表现为膝关节隐痛或不适感，负重或运动后不同程度加重，随病程进展反复出现关节交锁并伴有剧痛，随后出现关节积液。治疗上早期应采用非手术疗法：局部制动，避免负重，晚期行手术治疗。

84. 什么是关节内游离体？

有些膝关节骨关节炎的患者常常有这种现象，走路本来很平稳，可是突然觉得关节内被什么东西卡住了，关节立即出现弹响和疼痛，于是不敢再走，既不能屈，也不能伸，只有稍稍摆动膝关节，使卡住的东西跑掉以后，关节才能活动自如，于是继续走路。有的患者常出现这种现象，并且都有了一定经验，这往往就是膝关节内游离体的典型症状。

什么是关节内游离体呢？原来在正常人的膝关节腔内，除了少量关节液以外，没有任何可以自由活动的固体物质，然而当关节外伤或骨关节炎或其他疾病时，由于关节软骨、骨或其他组织损伤，其碎片可脱落而滞留在关节腔内，成为关节内游离活动的物体。由于滑液有营养，脱落的这些物质可以吸收其营养而存活，且可以逐渐长大，这些物质被称为关节内游离体。这些游离体犹如老鼠一样在关节内到处窜动，故可被称做关节鼠。关节鼠也可见于髋关节，大小由黄豆大小到葡萄大小不等。少数患者可仅有关节弹响而无其他症状，但多数患者在活动时可出现弹响、疼痛和交锁，这是由于游离体嵌顿在关节面之间所致，稍稍摆动关节，使游离体移位，离开关节面，关节才能恢复正常活动。有时游离体可引起关节炎症、肿胀、积液，并可破坏关节软骨面。有时患者可感到关节内有异物活动，患者可自己触及，拍片可以发现游离体，但游离体往往比 X 线片上所显示的要大。对关节内游离体的治疗，除了治疗原有疾病外，应行手术将之取出，以免引起不良后果，尤其是经常引起关节交锁和疼痛者，更不能"养鼠遗患"。

85. 何谓胫骨结节骨骺炎？

有许多青少年，尤其是男孩，生性好动，近年受体育界的影响，踢球成风，结果有些人踢球后出现膝前部疼痛，伸膝时无力，特别是蹲下时症状加重，有时还发现在膝前下部有一包块样隆起，这是怎么回事呢？原来他们得了胫骨结节骨骺炎（图16）。

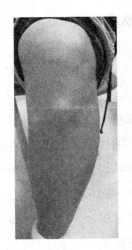

图16　胫骨结节骨骺炎

胫骨结节骨骺是小腿的胫骨上端的正常骨骺，上有髌韧带附着。当股四头肌长期、反复、猛烈地收缩时，暴力通过髌韧带牵拉这个骨骺，使之发生损伤，导致该骨骺缺血性坏死。该病由一个名叫"Osgood"和"Schalatter"的医生首先发现，故又称 Osgood-Schalatter 病。

该病主要见于喜爱运动的男孩，起病缓慢，主要是膝前下部疼痛，上下楼梯、下蹲时症状加重，该处有肿胀、隆起、压痛，但多无红、热等急性炎症的表现。

X 线片显示胫骨结节呈碎裂状，有时可见密度减低区、髌韧带及周围软组织肿胀。本病在骨骺骨化后，症状自然消失，故一般在成年后自愈。治疗以对症为主，停止跑、跳、踢球及下蹲等动作。严重疼痛者可用长腿石膏将患肢伸直位固定 6~8 周，也可以用消炎止痛类药物止痛。对于保守治疗无效者，可考虑手术治疗，将胫骨结节移位。

86. 何谓疲劳骨折？

有一 60 岁的退休工人，每日跑步 20 里，爬 2 座山，另外还要坚持骑自行车 40 里。他认为如此的体育锻炼还不够大，还要设法加强，结果 2 个月下来，他发现左小腿出现了肿胀，小腿外侧时有疼痛，跑步时尤甚，来医院检查。拍片发现，他的左腓骨中下段有明显的骨膜反应和骨折线，经医生确认，他患了"疲劳骨折"。老汉听后大惑不解，"我没有受伤，跑步锻炼还能骨折？"

的确，跑步也能造成骨折，只是这种骨折与外伤所致的骨折有所不同。这是因为跑步时姿势单一，肌肉反复过度收缩，使应力长期持续的加在某一正常的骨骼上，长期应力积累，造成受力处的骨骼发生骨膜下的骨折，出现骨膜反应，骨折与修复同时进行，最后出现完全骨折，这种并非因特殊损伤引起的骨折称为"疲劳骨折"。由于它多见于刚入伍的新兵训练中，故也有人称之为"行军骨折""跑步骨折"。这类骨折多见于下肢，80%见于足部，以跖骨最常见，其次是小腿的腓骨和胫骨，尤其是足部畸形的人更易出现。对于这类骨折的治疗很简单，只要给予休息，停止或减少活动，骨折即可治愈，无需特殊治疗。

四

髋 关 节

 87. 您知道髋关节吗？

髋关节就是通常所说的"大髋"，是下肢最重要关节之一，也是人体最大、关节窝最深、最典型、最完善的关节。其结构既坚固又灵活，它主要的功能是负重，将身体上半部分的重量传达至下肢，同时可以做大范围的屈伸、内收外展和旋转运动，且有吸收、减轻震荡的作用，当全身剧烈运动时，髋关节的结构能适应由骨的杠杆作用产生的巨大力量。

髋关节由上方的髋臼和下方的股骨头构成，髋臼缘上有一圈肥厚的髋臼盂唇，这种叫做盂唇的软垫既增加髋臼的深度，又缩小了髋臼的口径，从而抱紧了位于其内的股骨头，增加了髋关节的稳定性，关节囊坚韧厚实，其前面有坚强的韧带，其作用是加固关节囊并限制髋关节过度后伸，以维持身体直立姿势，股骨颈在前面全部位于关节囊内，而在股骨颈后部则外 1/3 在关节囊外，所以股骨颈骨折几乎全部在关节囊内骨折。关节囊后部下方较为薄弱，故股骨头容易向后下脱位。另外在关节内尚有股骨头韧带，它里面有营养股骨头的血管，从股骨头的凹陷处进入股骨头。在髋关节的周围有强大肥厚的肌肉覆盖，肌肉丰厚有力，所以髋关节比较稳定，位置深，出现病变时诊断也不容易。

88. 小孩出现髋关节疼痛多是什么疾病？

有些小孩跑跳以后出现髋部疼痛，并出现跛行，到医院就诊后，测体温、验血、拍片均未发现明显异常，但经过 1~2 周的休息，患儿又恢复如常。这种情况在临床常见，这是什么疾病呢？

原来这是一种叫做髋关节暂时性滑膜炎的疾病引起的髋关节疼痛，此病多在冬春和秋冬交替时发生，好发于 5~10 岁的儿童，男孩较多。往往在发病前患者可能有感冒或轻微的外伤，但外伤很轻，在受伤当时并不出现症状，数小时至数天才出现症状。起病时患儿往往诉说膝关节及大腿前内方有轻微疼痛，大约 24 小时以后，疼痛才移至髋关节并出现跛行，以单侧关节发病多见，一般无体温升高，只有极个别儿童有轻度升高，一般不超过 39℃。检查可发现髋关节内旋及外展活动受限，但屈曲和伸直活动近乎正常。可在大腿根部有压痛，化验白细胞计数正常，抗"O"、血沉一般也正常，细菌培养阴性，X线片往往不能发现骨质改变，有时可观察到关节囊肿胀、关节间隙增宽等现象。该病的原因至今仍不明确，多认为和非特异性感染有关，也可能与行走过多、疲劳过度和外伤有关。所幸的是，本病预后良好，症状能自行消失，很少有后遗症，所以治疗效果好。治疗方法也很简单，主要是卧床休息，避免行走时肢体负重，一般不需服用药物。只有症状重者，才口服止痛药物和抗生素，1 周左右症状即可迅速解除，功能恢复正常。如治疗 1 个月仍不能完全恢复，则应进一步检查，以排除其他疾病。

89. 小孩大腿疼痛为什么应想到髋、膝关节病变？

我们知道，闭孔神经穿出闭孔膜后其感觉支一部分支配髋关节囊，另一部分支配膝关节上方皮肤，如病变侵犯髋关节囊时，患者可自觉有膝部疼痛，而当膝关节本身有病变时亦有膝上部疼痛。儿童对痛感的定位能力尚不是很完善，因此在儿童主诉大腿疼痛时，一是检查大腿局部有无病变，更应该想到的是检查髋、膝关节有无病变，以免漏诊，延误治疗。

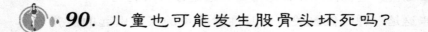

90. 儿童也可能发生股骨头坏死吗？

回答是肯定的，小儿也可发生股骨头坏死，不过此时的股骨头骨骺尚未完全发育成股骨头，所以主要是股骨头骨骺骨化中心的缺血性坏死。这个病是1910年由美国的Legg医生、法国的Calve医生和德国Perthes医生各自独立发现并描述的，所以又称Legg-Calve-Perthes病，以后又有许多学者给此病命名，所以它的名称很多，如股骨头骨骺骨软骨炎、股骨头骨骺骨软骨病、股骨头骨骺炎、股骨头无菌性坏死、小儿股骨头缺血性坏死、股骨头无血管性坏死、假性髋关节痛、幼年变形性骨软骨炎、扁平髋、巨髋症等，但这些命名均未能反映本病的本质。因为此病的病因尚未完全明了，所以病名混乱。目前多称之为小儿股骨头坏死、扁平髋或Perthes病。

毫无疑问，缺血是导致股骨头坏死的关键，造成缺血的原因目前多认为是股骨头静脉引流障碍引起股骨头骨内压增高引起，有人将股骨头的血循环比喻成液体从一个通过硬罐的软管中流过，硬罐的外壳好比是骨皮质，它坚硬不能随压力增加而膨胀，软管好比是通过骨髓腔的血管，通过软管的液体流速除受软管两端液体压力差的直接作用外，还受罐内压力的影响，如果软管两端的压力差不变，罐内压力增加时，软管内液体流量就减少。同理，骨内压增高时，骨骺内血流量减少，因而引起骨髓组织缺血缺氧，造成骨代谢障碍，进而导致股骨头坏死。

91. 小儿股骨头坏死的临床表现有哪些?

本病往往在不知不觉中发病,大多发生于 3~12 岁的儿童,6~8 岁为发病高峰期,发病年龄越小,往往病情越轻,而且恢复就越完善;反之,发病年龄越大,股骨头畸形越重,日后发展成为骨关节炎的可能性就越大。男孩多于女孩,但女孩预后较差,双侧均可发病,多为单侧,只有少数患者双侧发病,且往往以一侧为重,另一侧较轻。有时候本病有遗传倾向,约 3% 儿童其直系亲属患有此病。自然病程一般为 4 年。

初起病时,可仅为髋部不适而无疼痛,有的可有发僵感,不能进行剧烈活动或长时间站立和奔跑,接着可出现疼痛,开始时疼痛比较模糊,常常诉说膝关节内侧或大腿内侧疼痛。活动走路多时或奔跑均可以使症状加重,休息后减轻。跛行是早期表现之一,开始时跛行比较轻微,以后逐渐明显,可因疼痛而出现特有步态,即走路时患肢触地时间明显缩短,双足触地延长,也就是患肢一着地便立即抬起来,发展严重时,由于髋关节畸形,髋关节肌力功能紊乱,行走时骨盆上下起伏,躯干来回摆动。双侧患病的患者,行走时骨盆两侧交替起落,躯干也同时左右摆动,像鸭子行走一样,故称为"鸭步"。成年后,由于继发髋关节骨关节炎,髋疼痛僵硬不能正常行走,因而造成残疾。X 线片可有髋关节关节囊肿胀,早期股骨头仍保持其圆球状外形,骨骺骨化中心呈现局限性或一致性轻度密度增高,骨质不均匀,因负重导致骨化中心外上部压缩、变扁,股骨颈变短变宽。

92. 小儿股骨头坏死如何治疗?

坦率地讲,至今为止对本病尚无一种完全满意的治疗方法,以往为了防止股骨头受压变形,而令患儿长期卧床的方法已被抛弃,因为它所取得的效果与它对家庭生活质量的严重破坏极不相称，对于即使股骨头包容又可允许髋关节活动的治疗方法，如蛙式石膏外固定等，也难以令人满意，因为采用这些治疗方法虽然能够取得一定的治疗效果，但行走时那种怪异的步态往往给患儿造成精神上很大的痛苦。所以目前的趋势是根据对本病发病机制的认识，股骨头骨骺受累程度和范围，以及对后果的预测来确定相应的治疗方针。治疗的目的在于：解除骨内高压，改善骨内静脉回流障碍，避免负重，防止变形，改善血供，促进修复，以及恢复和保持髋关节的全范围活动等，目前可选用的方法如下：

卧床休息，对于早期病例股骨头骨骺骨化中心尚无明显病变，可卧床3~4周，待髋部疼痛和肌肉痉挛消失后，即可下地负重行走，但要避免剧烈活动、久站和跑跳，每3~4个月定期进行X线复查。

行股骨头穿刺减压术并同时口服活血化瘀中药及消炎止痛类药物。股骨颈开窗减压术及滑膜切除术和血管束植入术及其他截骨术，可根据病情选择。

不管什么治疗方法，长期随访、避免负重和预防继发性骨关节炎的形成是十分重要的，对于成年后已形成骨关节炎的患者，应按成人髋关节骨关节炎治疗。

93. 肾上腺皮质激素可引起股骨头坏死吗？

当然可以。股骨头坏死是常见病，多发病，引起股骨头坏死的原因很多，大约有40多种，但常见激素性股骨头坏死，临床上某些疾病由于治疗上的需要而采用激素治疗，如系统性红斑狼疮、类风湿关节炎、皮肌炎、血液病及肾炎、多发神经炎等疾病。激素的治疗的确可以缓解原发病的病情，但长期使用或间断大量使用肾上腺皮质激素能引起股骨头缺血性坏死已逐渐被重视，尤其近年来随着肾移植术使用激素后，股骨头坏死率增高。引起股骨头坏死者，主要是长期、大量地使用激素者，静脉注射比口服更为严重，积累服用激素量越大，股骨头坏死的机会越多，如果短期内或间断给予大剂量激素，同样也可以引起坏死。更为可怕的是误用和滥用激素所产生的不良后果，我们在临床上遇到一些股骨头缺血性坏死的患者，有的因感冒、发热而反复应用激素，有的将软组织劳损、慢性退行性关节病误诊为类风湿关节炎而滥用激素，还有的个别医生将激素当作常规用药，给不同患者使用，使治疗迅速见效，以显示医道高超。关节内注射激素则是一个十分普遍的问题，因为反复的关节内注射后，疼痛虽可缓解，但会发生关节软骨与骨的病变迅速恶化，注射后止痛作用也可能导致关节失去正常保护机制而过度活动，易发生细微的创伤而引起缺血性坏死。有关其发病机制，可能为激素引起股骨头骨质疏松和血流动力学改变及脂质代谢障碍，使股骨头内血液循环发生改变，引起骨内压增高、缺血缺氧而造成坏死。所以临床工作中，一定要慎用激素。患者朋友也应提高警惕，最好不用激素，必须服用的话，一定要到正规医院正规科室进行咨询和检查，以便合理使用，杜绝或减少股骨头缺血性坏死的发生。

94. 酒精中毒可引起股骨头坏死吗？

当然可以。酒精的危害是全方位、多系统的。大家都知道喝酒尤其酗酒的种种危害，但遗憾的是，我国的酒民、"酒神"甚多，各地饮酒成风，酒店遍地都是，酒的消耗量惊人，更可怕的是劣质酒、假酒，其危害更甚。有关酒精中毒引起股骨头坏死，临床上常常见到，这些人一旦被确诊为股骨头坏死后，往往后悔不已，但为时已晚，所以戒酒是一个全民问题，应大力宣传和提倡。

酒精为什么能引起股骨头坏死呢？这是因为大量饮酒后可引起脂代谢紊乱，引起高脂血症，但这是暂时的，如果慢性长期饮酒，尤其有些个体敏感的人，可导致血中游离脂肪酸升高就可诱发血管炎，发生血管闭塞。另外酒精也可导致骨质疏松，在此基础上，酒精会产生类似夏科关节病的作用，使正常的保护性疼痛反应减弱，造成负重的股骨头塌陷坏死。目前许多学者认为，酒精过量引起脂代谢紊乱，尤其与前β-脂蛋白升高有重要关系。有一个报道显示：在21例股骨头坏死者中有7例有嗜酒史，均为成年男性患者，平均每日酒量半斤以上，有2例患者每次可饮酒量1斤以上，且为中档或低档酒。因此，一定要宣传酒的危害，以确保公民健康。

95. 何谓创伤性股骨头坏死？

任何一种有活力的组织，当遭到巨大的或连续不断的创伤后，均可造成血管损伤，其供应的组织也相应受到缺血后的损害，骨组织也不例外。如骨折后，骨折端发生坏死这是众所周知的。然而更常出现在一些动脉供血非常单一又缺乏侧支循环的部位，血管损伤后会导致骨的缺血坏死，最常见的就是股骨头，因为股骨头血供主要由关节囊外的动脉供血，局部侧副循环少，当骨折后供血受损，侧副循环难以建立，即引起急性、慢性缺血，甚至坏死。常见的创伤有以下几种。

股骨颈骨折，临床资料证实，儿童和青壮年创伤性股骨头坏死率比老年人高，其主要原因是最初骨折时骨折端移位及造成血运损害的程度重，由于儿童和青壮年股骨颈区骨质坚硬，骨折时暴力大，骨折端错位严重，因而复位的手法也较重，次数亦较多，局部血供损害严重；其次青年及儿童股骨头圆韧带血供及吻合支甚少，其血供更易受到影响，所以更易发生股骨头坏死。一般情况下随着骨折时间的延迟，缺血坏死率逐渐增加，早期手术坏死率远较延期手术坏死率低。早期手术者即使坏死，也属部分坏死，出现坏死的时间亦晚，而延期手术者，其坏死往往为完全性，且坏死出现早；骨折线越是靠近股骨头，其坏死率越高；移位越严重，坏死率越高，复位不良可增加股骨头坏死率。另外复位好，骨折愈合好并不等于不会发生缺血性坏死。

髋关节脱位也是造成股骨头坏死的原因之一。因为股骨头脱出髋臼，导致供应股骨头血运的血管断裂或闭塞，发生股骨头缺血性坏死。股骨头骨骺滑脱症和髋臼骨折也可发生股骨头坏死。

 96. 股骨头坏死的症状和体征有哪些？

髋部疼痛是股骨头坏死的主要症状，一开始往往在不知不觉中发生，并逐渐加重，也可呈急性剧痛发作，疼痛部位可在腹股沟区，轻度跛行，站立或行走活动明显，休息后减轻，有的向下放射至股内侧区、臀部或膝内侧部。后期出现休息痛及间歇性跛行。症状轻者常有患侧髋关节僵硬感，髋关节可因肌痉挛而导致活动受限，但有时在疼痛缓解期髋关节功能恢复正常，多数为一侧发病，症状重者出现跛行，下蹲、盘腿等动作明显障碍。有的需扶拐行走，如果是双侧患病者，行走则非常困难，步态蹒跚。检查时早期仅有局部压痛，髋关节刺激征阳性，晚期髋关节各方向活动受限。

 97. 股骨头坏死的保守治疗有哪些？

通过大量骨缺血坏死的病理研究可以看出，缺血是主要原因，但缺血与坏死不是一回事，缺血是可逆性的，治疗的目的就是打破骨内血液的淤滞的恶性循环，使骨缺血过程得以制止，保护局部血供，促进血管再生与重建，所以治疗方案就是根据上述病情制定。保守治疗特别适用于股骨头坏死的早期阶段，它包括以下两个方面：

（1）病因治疗　如停用激素、禁烟酒，创伤后股骨颈骨折的早期诊断，及早复位与内固定等。

（2）对症治疗　根据不同症状给予不同治疗方法，如避免下肢负重、牵引、肢体制动、减轻体重、理疗、药物治疗、走路扶双拐等。一般来说，对症治疗只能使症状方面可能得到缓解，但对其病理变化应密切观察，而不能误认为疼痛消失了，病理变化就好转了，恰恰相反，有些情况，如当急性缺血时，可能疼痛剧烈，而当软骨下骨质坏死、关节软骨破裂时，疼痛可能缓解，此时病变反而正在进展，故在保守治疗期间应定期复查。

98. 按摩、服用各种药物能使已坏死的股骨头复活吗？

现在有许多小广告称自己是治疗股骨头坏死的专家，有"祖传秘方""灵丹妙药"，可以治愈股骨头坏死且不用开刀、不用住院，使坏死的股骨头复活，更有甚者，否认正规治疗的方法，而去幻想要寻找到一种神药，做到药到病除，于是不惜血汗钱，纷纷求其医治，结果事与愿违，白白花钱而没有治愈疾病。

不能否认，按摩、服用一些药物，如西药中的消炎痛，活血化瘀的中药如复方丹参、脉通灵、川芎红花等对缓解局部肌肉痉挛、改善局部微循环、减轻疼痛的确有一定作用，而且有时作用还十分明显。活血化瘀类药物尤其适用于治疗早期股骨头坏死，但它仅仅是缓解症状，对于已坏死的股骨头并无明显的修复作用，更不能使坏死晚期已塌陷变形的股骨头复活，所以一旦停药，患者症状又复发，而且绝大多数患者出现症状后才去就诊，此时股骨头缺血坏死或塌陷已很明显，应用药物、按摩根本不能使坏死区复活。另外，极力夸大按摩、中药的治疗作用，而忽视其他保守治疗方法，如牵引、制动、减少负重、佩戴支架等，更是挂一漏万，所以对于股骨头坏死的治疗，应根据坏死的分期和分类选择不同的方法。在此，我们也奉劝患者，一旦得了股骨头坏死，应到正规医院骨科就诊，不要轻信一些广告宣传。

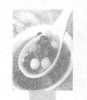

99. 股骨头坏死的手术治疗有哪些？

大多数就诊患者的股骨头坏死已很明显，临床资料证明，只有手术才能动摇坏死区致密硬化的基础，使有血管区的血运向无血运的区域进展，而凿取的隧道或截断区，为解除骨内静脉瘀滞开辟了新渠道，可降低骨内压，打破缺血坏死的恶性循环状态。股骨头减压术就是根据这个道理设计的，这个手术适用于早期单纯骨坏死而关节间隙及股骨头外形无明显变化者。粗隆间截骨术，手术的目的在于使骨坏死区或塌陷区避开负重区，使头臼接触面增加，改进包容面积，降低骨内压，改善骨内微循环。坏死骨刮除加松质骨植骨术，该手术于股骨颈前侧开一小窗口，向股骨头方向刮除坏死碎骨片，取同侧髂骨松质骨并填充于刮除后的空腔内，起支撑作用，周围加松质骨，该手术需良好的外固定或较长时间的牵引。另外，还有用皮质骨植骨术，与上述方法的区别在于用腓骨条代替了松质骨植骨。此外还有带血管的骨瓣植入术、带蒂血管束骨内植入术等，这些方法均是为了刮除坏死骨屑，重建局部血液循环，恢复其支撑作用为目的。它们适用于早中期病例。

对于晚期股骨头坏死、关节间隙狭窄、股骨头塌陷、已出现骨关节炎者，则需全髋关节置换术或人工股骨头置换术，该手术就是将病变的股骨头切除，磨掉有病变的髋臼内关节面，用金属制成的假体来代替。实践证明，该手术疗效确切、并发症少，目前已在全世界广泛应用。

100. 单纯X线片正常就能否认股骨头坏死吗？

当然不能。因为在股骨头坏死早期，股骨头骨质还没有发生明显变化，只是有轻度的骨质疏松，骨小梁正常、关节间隙和头外形也正常，此时股骨头已有缺血性改变，骨质已部分发生坏死，但X线片并不能诊断出来，所以此时拍片，X线片表现正常。只有病理发展到一定程度后，股骨头骨质发生明显改变，头外形异常时，X线片才能发现，所以对于早期病例，单纯X线片检查有可能漏诊。随着医学发展，CT比X线更为敏感，可以发现一些较早期的病例，但MRI和核素扫描比CT更为灵敏，它可以发现许多早期病例，所以对于疑似股骨头坏死，而X线片又无明显异常者，可选择MRI、核素扫描或CT检查。

 ### *101*. 何谓人工股骨头置换术？

人工股骨头置换术就是单纯将有病变的股骨头切除，代之为人工股骨头假体，它与全髋关节置换术的区别在于不处理髋臼，所以又称半髋关节置换术，它的创伤严重程度比全髋关节置换术小，相对而言比较安全，但对不能耐受手术或者有感染的病例仍属禁忌。该手术适应于60岁以上、髋臼无病变的股骨颈头下型骨折或骨折不愈合、各种原因的股骨头无菌性坏死、股骨头颈的良性肿物的患者。术前准备同全髋关节置换术，手术与全髋关节置换术相比就是用锯将股骨头切除，选用合适型号的假体并安置好，对髋臼则不用处理，术中将人工股骨头复位，并试行各方向活动。术后可行皮肤或小腿牵引，使肢体维持在外展15~20度中立位，1周后可在牵引下练习屈髋运动，3周后可解除牵引下床扶双拐练习步行，6周后可弃拐练习步行，其他注意事项同全髋关节置换术。

102. 为什么股骨颈骨折头下型和明显移位骨折首选人工股骨头置换术？

股骨颈骨折相当常见，约占全身骨折的 3.0%，多见于 60 岁以上的老年人，以 50~70 岁者最多，对于股骨颈骨折的研究越来越重视，对其治疗方法，也有许多变更，但因部位特殊，仍有不少难题尚待解决。患者年老体弱，伤前可能就患有高血压、心脏病、糖尿病等，骨折后长期卧床，又容易引起一些危及患者生命的合并症，如肺炎、血管栓塞、心力衰竭、脑血管意外、精神失常、泌尿系统感染、压疮等。20 世纪之前，由于其治疗仅以卧床为主，患者往往死于上述并发症，以后逐渐使用了内固定技术，使骨折愈合率及卧床问题进一步改善，但仍有一部分骨折难以愈合或即便是骨折已经愈合，由于骨折后股骨头血供不足，股骨头坏死乃至塌陷的发生率很高，可达 20%~40%，尤其是股骨颈骨折头下型者和明显移位者，出现不愈合和股骨头无菌性坏死的概率更高。临床上股骨头坏死出现的时间最早在伤后 2 个月，最晚在 4 年。即使是骨折愈合了，髋关节功能也仅约 50% 患者可获得满意疗效，还有一部分患者会出现创伤性髋关节炎。所以对明显移位或头下型骨折的患者，保守治疗和其他手术治疗均难以愈合，股骨头也极易坏死，莫不如行人工股骨头置换术。这样既解决了长期卧床带来的一系列问题，又不存在股骨头坏死、骨不愈合的问题，且患者髋关节功能的恢复很好，所以对此类骨折应选择人工股骨头置换术。

103. 怎么做全髋关节置换术？

全髋关节置换术特别适宜于股骨头坏死、骨关节炎患者，该手术较为复杂，是一个较大的手术，做法大致如下：一般在臀后部切口，切开各层组织至关节囊，保护好坐骨神经，将后关节囊切开，显露股骨头及髋臼，切除部分关节囊吸净关节液，用电锯截除股骨头及部分股骨颈，测量股骨头直径的大小，并以此为依据选择人工股骨头的型号，用各种大小型号的髓腔锉将股骨近端髓腔内的物质清除，以利于安放人工股骨头柄。用髋臼锉磨掉髋臼内关节软骨直至骨面，根据其大小选择合适型号的髋臼假体，这些程序完成以后，用试模试一试，是否合适，确定假体型号。冲洗止血，搅拌骨水泥，然后将骨水泥塞入股骨髓腔，用之固定股骨头柄。髋臼一般用螺钉或骨水泥固定，待骨水泥粘固后，将人工股骨头复位，试行活动髋关节，观察活动情况，冲洗，放置引流管 1 根，闭合创口。术后平卧，将下肢放置在外展 45 度位。此手术一般需 1~2 小时，不用输血或根据需要输 200~400 毫升血。尤其随着时代的发展，手术器械日益精良，假体质量越来越高，所以手术也越来越漂亮、越快，对患者的打击也越小。目前，人工髋关节置换术已被广大髋关节疾病患者所接受。

104. 什么样的患者可以接受全髋关节置换术？

一般来讲，当影响正常日常生活、工作的疼痛和功能障碍时，髋关节的这些临床症状既不能通过保守疗法给予缓解，又不能用其他手术治疗就应选择全髋关节置换术了。当前，适合施行人工全髋关节置换的年龄较一致的意见是 60 岁以上。随着新材料的出现、设计和加工的改进，以及技术的不断完善，手术的年龄可以适当提前。一般掌握的最低年龄是 50~55 岁，对年轻的患者仍然先给予保守治疗或施行其他传统的手术，这样就可以延迟置换术实施的年龄。适于接受全髋关节置换术的髋关节疾病包括：类风湿髋关节炎和强直性脊柱炎；原发的髋关节骨关节炎；继发于股骨头滑脱、髋关节发育不良、扁平髋或创伤性脱位、髋臼骨折、血友病等疾病的骨关节炎；各种原因引起的股骨头坏死；股骨颈骨折和不愈合的股骨颈骨折；先天性髋关节脱位或半脱位；髋关节周围骨肿瘤波及股骨颈者或髋臼者。

105. 什么样的患者不宜接受全髋关节置换术？

人工全髋关节置换术是一个重大手术，手术创伤大，术中、术后均可能出现一些并发症，因此当考虑接受此手术时，必须小心选择，仔细检查有无累及心、脑、肺、肾、血管系统的并发症。一般来讲，年龄大于80岁，术后易出现一些并发症，不宜接受此手术，但随着医学的发展，手术中监护不断完善，年龄过大已经不再是十分困扰我们的问题了，所以近几年接受此手术的年龄也有大于80岁的患者。另外，还有以下几种情况不宜接受全髋关节置换术：因某些原因术后不能恢复步行功能者、骨骼尚未发育成熟者、身体某部位有急、慢性感染病灶者、神经性关节病者、患者进行性神经病者、髋关节周围肌肉萎缩、麻痹至肌力不足或肌肉缺损者、局部骨缺损或骨量不足不能适应假体固定者。

106. 全髋关节置换的术前准备有哪些？

全髋关节置换是一个非常精细的手术，对无菌的要求较高。目前我国大多数医院的手术条件已基本上具备了做此种手术的条件。由于人工全髋关节置换术后一旦发生感染，预后将非常差，手术过程中伤口与空气及接触污染源的机会比其他手术多，如果感染一旦发生，其程度远较其他手术严重，所以对手术室的无菌要求更为严格。对于患者，在术前要求患者做到多次清洗身体和更换衣物，尤其将内衣全部更换成新洗过、消毒过的，女患者更应注意会阴部外生殖器的卫生，有盆腔感染或阴道炎、宫颈糜烂患者应提前治疗，可在术前1~2天预防性全身应用抗生素，需皮肤无感染、无疖肿及毛囊炎，术前应处理好皮肤病变。按常规检查血型、血常规、尿常规、肝肾功能及心电图、拍胸片，以确定内脏功能是否正常。另外需备血 400 毫升，术中输血时用。拍良好的髋关节正位片及股骨近端的正侧位片，观察髋关节病变情况及股骨近端髓腔情况，以利于假体的选择和准备。对于有髋关节脱位、髋关节周围组织挛缩者，需在手术前 1~2 周行下肢牵引术或软组织松解术和骨牵引术，2~3 周后再行全髋关节置换术。

107. 患者行全髋关节置换术后的注意事项有哪些？

行全髋关节置换术后，必须严密观察患者，特别需注意患者的呼吸道是否通畅、有无心、肺功能异常、休克和出血过多的情况，观察引流管是否通畅、引流量的多少和引流物的性质，观察有无继续活动性出血，必要时行局部沙袋加压或根据情况选择止血措施。术后患者尚未清醒前，应在两腿之间放置一较宽的枕头，以保持手术侧的下肢处于外展位，运送过程中须特别注意下肢的位置情况，以防止脱位，在床上将下肢外展 15~20 度放置，抬高小腿，可应用皮肤牵引或胫骨结节牵引，以维持外展中立位，维持 2~3 周，必要时再延长时间。患者清醒后即可开始进行两髋关节、下肢的主动和被动的练习。所有术后患者，术后 2 周内，髋关节不宜屈曲超过 45 度，术后 6 周内手术侧肢体不宜内收与对侧肢体交叉，同样应避免低凳子坐位。一般 2~3 周即可起床，扶拐行走。出院时，大多数患者能依靠扶杖下地独立行走，轻度或无疼痛，但应告诫患者继续进行屈髋锻炼，术后 6 周时，髋关节可屈曲达到 90 度。当侧卧位时，两膝间放置两个枕头，不允许向手术侧肢体侧卧位，一般不要侧卧位。可口服阿司匹林等抗凝药物治疗。如果使用骨水泥固定假体，可根据疼痛及关节稳定情况，逐渐增加载荷，6 周时，可达到完全载荷。如髋臼壁接受植骨或股骨皮质穿通，完全载荷至少应推迟 3 个月以上。

108. 全髋关节置换术的并发症有哪些？

随着临床研究和实践经验的积累，全髋关节置换术的并发症已有所减少，近期疗效较好，但仍有一些并发症。因此，术前对患者应有正确的估计，术后需定期随访，及时发现和解决出现的问题。

（1）骨折 股骨骨折在术中和术后都可发生，其中术中机会较多，术中骨折主要发生在关节脱位、扩大髓腔和关节复位时，此类患者大多数骨质疏松，故除术中注意避免暴力外，对骨质疏松患者应在术前有所了解和治疗。另外骨折也可在术后数月或数年时发生，可用骨牵引治疗。髋臼边缘骨折和中心骨折主要发生于术中。一般小的骨折不影响对髋臼帽的覆盖，不用处理。

（2）血肿 血肿的出现可造成组织愈合障碍和增加感染的机会，预防血肿最重要的是彻底止血和放置引流管，如出现血肿可用穿刺和压迫法进行治疗，有活动性出血的，需重新打开伤口止血。

（3）肢体不等长 理论上讲手术后双下肢应该等长，但实际上手术中很难准确估计肢体长度。一般来讲，预防的办法是术前对双下肢进行较准确的测量和 X 线检查，选用合适型号的假体和恰当的操作。

（4）脱位和半脱位 脱位和半脱位有许多原因，一般早期不宜过度内收、屈曲髋关节。临床上以后脱位常见，术后要采取措施预防脱位并能及时发现脱位。一般情况下脱位及时发现都可闭合复位，如脱位已久，闭合复位失败，就需手术复位。

（5）松动 假体松动是最严重的并发症之一。长期的 X 线随访材料表明，松动的发生率较高。大多数发生在假体柄和骨水泥之间，偶尔发生在髋臼帽和骨水泥之间，对于非感染性松动的诊断目前尚存在一定困难。但如果出现假体断裂或十分明显的移位，诊断可无误。松动后，常在负重区出现疼痛，并多发生在大腿而非髋关节，休息时症状可缓解，旋转髋部疼痛可明显加重。有时患者感到患肢出现明显的酸沉无力、易疲劳，在步行中患侧足落地时会出现一种髋关节深部的撞击感，可自觉患肢缩短。松动的另一个诊断依据是以定期随访的X线片与刚做完手术的X线片对比，如骨水泥周围出现透亮区或透亮区加大，要想到松动可能已经发生，也可以在X线监视下，牵伸和压缩髋关节看假体是否移动。如患者有疼痛症状，一般的保守治疗无效或效果不好，而松动又能确诊，就需行手术治疗。

（6）假体的变形、断裂及再骨折　变形和断裂主要出现于假体柄，大多数发生在术后数年或较长时期的载荷之后。再骨折常发生在受伤后。一般情况下假体柄完全断裂时或骨折时，会立即出现剧烈疼痛，负重时加重，此时必须通过手术来解决。

（7）感染　人工髋关节置换术后发生感染，是一个极其严重的并发症，足以导致关节的残疾，所以要了解各种可能增加感染的潜在因素，各种可能采用的预防感染措施以及治疗感染的各种方法。增加感染的潜在因素有老年、体质差、肥胖、类风湿关节炎、糖尿病、尿路感染、曾行髋部手术或有过感染、激素、免疫抑制剂、抗凝治疗、手术时间长、血肿等。

（8）异位骨化　其发生原因尚不清楚，骨化的范围可大可小，此种并发症一般不痛，但可明显影响关节活动。

虽然有许多并发症，但随着医疗技术的提高，这些并发症目前已很少发生，所以对于需全髋关节置换术治疗的患者来说，应接受治疗。

109. 何谓弹响髋？

有人在活动髋关节时，可在髋部听到或感觉到弹响声或弹跳感，这就是所说的弹响髋。这是什么原因造成的呢？

一般情况下，当髋关节屈曲、内收、内旋时，在股骨外侧的髂胫束后缘和臀大肌肌腱的边缘会平稳地滑过大转子部位，并不出现弹响，但当髂胫束增厚时，滑动出现障碍，当髋关节活动时，大转子与增厚的髂胫束后缘摩擦，产生弹响，多无疼痛或仅有轻度酸困感，此种现象多为双侧，被动活动髋关节时髂胫束呈松弛状态，此时无响声发生。女性患者较多，因女性骨盆宽大，两侧大转子的距离增宽，大转子向外侧突出，使大转子更易与髂胫束摩擦诱发弹响；另一原因是大转子有骨软骨瘤生长，与臀大肌前缘及髂胫束后缘长期摩擦而诱发弹响髋。

弹响髋的患者往往仅有弹响或腱性弹跳感，但患者常常因精神很紧张而感到不安。一般情况下诊断明确，患者无痛苦，可暂不行手术治疗，但应向患者耐心解释以解除顾虑，可采用保守治疗，如休息、热敷、理疗、局部封闭等。疼痛明显或引起患者过度不安或有其他病变时，可行手术治疗，手术可在局麻下切断或切除部分髂胫束和臀大肌在髂胫束的腱性附着部。

110. 类风湿关节炎也可发生在髋关节吗？

当然可以，因为类风湿关节炎是累及全身结缔组织的一种疾病，主要侵犯关节滑膜。此病在我国也很常见，多见于青壮年，大多数病例是呈双侧对称的多关节炎，病变以双手的 2~5 指掌指关节及近侧指间关节最为多见，其次为拇指的关节，膝、腕、足部等关节也常受累，也可涉及踝、肘、肩、髋关节。髋关节类风湿关节炎是全身各关节病变的一部分，据统计，在国外，约45%的髋关节类风湿关节炎病例受累，国内则为 20%~25%。临床上关节症状出现前数月常出现晨僵现象，即早晨或睡醒之后出现关节僵硬，活动不灵活，严重者全身有僵硬感，活动或温暖后症状好转或消失，随后关节肿胀、疼痛，劳累后加剧，局部有明显的压痛和肌肉痉挛，逐渐发生肌肉萎缩和肌力减弱。常有自发缓解和恶化趋势相交替的病变过程。因此，难以确定其病程和预后以及制定合适的治疗方案，最后导致各种关节畸形和强直。严重影响患者的工作和生活，拍片可发现髋关节有软组织肿胀、关节间隙增宽、骨质疏松、边缘破坏，至晚期可有关节间隙变窄或逐渐消失、关节畸形、半脱位、脱位、骨折、碎裂、硬化等。有关其治疗，目前尚无特殊疗法，可在早期功能锻炼、物理治疗、口服消炎镇痛类药物，手术治疗可选择早期滑膜切除术，晚期病例可选择人工全髋关节置换术、关节融合术或截骨术、人工股骨头置换术等方法。

111. 化脓性髋关节炎如何早期识别？

我曾遇到一位小患者，该男孩 9 岁，在一次玩耍中不慎摔伤，以后髋关节疼痛，很快就出现了高热、呼吸急迫、皮疹等，而他的父母却固执地认为小儿是摔伤了，又感冒了，没有来医院就诊，只是给男孩口服了扑热息痛、增效联磺片，而患者的髋关节越来越疼痛，稍一活动就痛得大喊大叫，结果来院后诊断为化脓性髋关节炎，急诊给予了切开引流，大量抗生素治疗及高营养，使男孩转危为安，但关节残留了一点功能障碍。

其实，化脓性髋关节炎是危害儿童的一种严重的关节疾病，多发生于婴幼儿和青少年，由于髋关节位置深，周围肌肉又厚，患儿对检查又多不合作，而家长又多不理解，以致延误诊断，影响治疗，导致关节强直，丧失功能，造成残疾。

化脓性髋关节炎多是金黄色葡萄球菌感染，其次是溶血性链球菌、大肠杆菌感染等。一般身体本身存在败血症或脓毒血症或其他部位有感染灶，如疖、痈等，当身体抵抗力低下时，细菌通过血液循环侵入关节。由于儿童髋关节的血液循环特点，血中的细菌栓子易在关节骺板处停留，而外伤后使关节骺板处血管损伤，使细菌栓子更易在此处滋生繁殖，最后侵入关节腔，发展成为化脓性髋关节炎，这就是为什么小儿外伤后易患关节感染的原因。

病儿发病急，往往有高热、寒战、全身不适、疲倦，亦可出现败血症症状，即烦躁、呼吸急迫、皮疹等，局部主要是患侧髋关节剧烈疼痛，活动时疼痛明显，患肢常处于屈曲、外展、外旋的被动体位，借此使髋关节囊松弛，减少髋关节腔的压力，减轻疼痛。由于髋关节与膝关节受同一神经支配，当发生化脓性髋关节炎时，分布在关节囊上的神经分支受到炎症刺激而出现疼痛，但儿童神经系统尚未发育成熟，对疼痛来源分辨不清，因而常诉说同侧膝关节疼痛，检查髋关节可发现髋关节肿胀、压痛，被动活动髋关节时疼痛加剧，稍加活动下肢即可引起剧烈的疼痛，关节穿刺多抽出血性或脓血性液体，涂片可见有大量白细胞、脓细胞，也可发现有球菌或杆菌。细菌培养和药敏试验十分重要，可以帮助选择抗生素。该病凶险，发病急，病情重，不易治疗，所以对可疑病例，应及早到医院骨科就诊，以免延误诊断，影响治疗。

112. 化脓性髋关节炎如何治疗？

化脓性髋关节炎的治疗越早越好，但因化脓性髋关节炎的早期诊断仍存在一定的困难，且有时与周围软组织感染不易分辨，所以当疑有化脓性髋关节炎者，应早期按此病治疗，同时进行积极检查，以免延误治疗时机。

（1）高营养　强有力的支持疗法，给予高蛋白、高糖、高维生素饮食，输血、补液，给予鸡、鸭、鱼、肉、蛋等食物，各种水果、蔬菜多吃，这种营养疗法，貌似简单，实则很复杂、很重要。因为化脓性感染体内消耗很大，如果不能及时补充，则造成全身的营养代谢紊乱，有的患者只注重用药，而不注重营养，这是很不全面的，应将营养作为一个很重要的治疗方法去对待。

（2）大剂量抗生素的应用　应根据感染细菌的种类及药物敏感情况，给予高效抗生素治疗。因此在使用抗生素之前应先做血液及关节液的细菌培养，并做细菌的药敏试验。在细菌培养未出结果之前，不能只等待不治疗，应先选用1~2种广谱抗生素治疗，且大剂量，待结果出来以后再调整抗生素的应用。

（3）关节穿刺和切开引流术　将化脓的髋关节用粗针头穿刺抽出脓液和往关节腔内注入抗生素，但最常用的方法是切开关节排脓，并置两管，一管注入带有抗生素的液体，冲洗；另一管作为引流或用持续引流方法吸引。一般要求体温下降至正常，关节液清亮，患者症状消失，培养2~3次无菌后才可停止冲洗，但要保留引流管1~2天再拔除，一般需2~3周。在整个治疗过程中密切观察引流液的变化。

（4）牵引　牵引在治疗化脓性髋关节炎中有重要作用。牵引可以解除关节间隙的压力，防止发生脱位或半脱位，同时可以缓解肌肉痉挛、纠正畸形，且可以使关节充分休息，有利于病变的转归，可以预防发生病理骨折或骨骺分离。

对于晚期病例，关节强直于非功能位者可以行关节融合术或截骨术。

 ### 113. 何谓髋关节结核？

结核病曾是危害性极大的世界范围内的疾病，在没有抗结核药物之前，结核很难治愈，但随着抗结核药物的广泛应用，结核迅速被控制。在我国由于投入了大量人力、财力进行结核病的防治，使危害我国劳动人民生命的结核得到了根本性的控制，但并没有完全消除，尤其在广大农村和山区，结核病仍然很常见，尤其是近几年，结核病又有死灰复燃的趋势，所以使人们了解结核，从而更好地预防和治疗结核就成了迫切的任务之一。

髋关节结核是结核病的一种，多见于儿童。在全身骨关节结核病中占第二位，所以较为常见。但由于髋关节位置深，症状、体征不明显，无特异性，所以给早期诊断带来了困难，而到了晚期，髋关节结核常发生严重的并发症及广泛的破坏性病变，因而增加了治疗上的难度。

髋关节结核通常是继发于身体其他部位的结核病灶，多数继发于肺结核，少数继发于消化道结核、淋巴结核和胸膜结核，根据结核累及范围，可分为髋关节单纯滑膜结核、骨结核和全关节结核。需要指出的是全关节结核均由单纯滑膜结核和骨结核发展而来，而单纯骨结核和滑膜结核症状轻微，虽有髋部疼痛，但一经休息即可缓解，少数情况下发病急，疼痛剧烈，由于解剖学的原因，髋、膝关节受同一神经支配，加之小儿神经系统发育不成熟，对疼痛来源分辨定位较差，所以患儿往往只诉说膝关节痛而不说髋部疼痛。如忽视对髋关节的检查，就会造成漏诊，延误治疗。

成人的髋关节结核多是幼儿时得病，静止病灶复发。但不管何种类型的髋关节结核，其关节功能均有不同程度的受限，髋关节刺激征阳性，X线片上也有骨破坏的表现，CT片更能清楚地显示病变。

114. 髋关节结核如何治疗？

同其他部位的骨关节结核一样，髋关节结核也是采用综合治疗的原则。单纯滑膜结核若治疗及时，有可能保存髋关节较理想的功能，非手术疗法包括：采用休息、制动、加强营养及有计划地使用抗结核药物。首选抗结核药物是异烟肼、利福平和链霉素，同时还应给予维生素，高热量、高蛋白食物，经过 1～3 个月的治疗，如果病情有所发展或不见好转，则应立即手术治疗。术前牵引则是治疗的一种好方法。手术治疗方法主要是滑膜切除术，清除病变滑膜、破坏的关节软骨及隐蔽的骨病灶。术后在床上牵引 3～4 周，然后开始练习髋关节功能，3 个月后复查 X 线片。一般情况下抗结核药物需用 6～12 个月。单纯骨结核一般需手术将病灶清除，如果清除后骨缺损较大，则需行植骨术。对全髋关节结核早期应行病灶清除术，但以后需扶拐不负重行走 2~3 年，晚期髋关节结核往往需病灶清除术和关节融合术或行功能重建术。不管什么手术，均需应用抗结核药物治疗和加强支持疗法。

115. 致密性髂骨骨炎是怎么回事？

致密性髂骨骨炎是髂骨的耳状关节部分的骨质密度增加，骨质硬化。好发于青年妇女，常常在腰部扭伤后，发生于腰部或骶髂部，偶尔在臀下部及大腿后侧出现放射性疼痛，但不同于坐骨神经痛。发病原因不明，可能与妊娠、感染、机械性劳损有关。妊娠后期受内分泌的影响，腰骶角增大，骨盆向下倾斜，从而拉紧附着在髂骨上的韧带，影响髂骨的血液供应，导致局部在缺血的情况下，产生骨质致密。X 线片显示骶髂关节间隙整齐、清晰，骶骨与骶髂关节正常，关节边缘锐利，无骨质破坏。在患侧靠近骶髂关节的髂骨皮质致密。孕妇分娩后需适当休息、加强营养，必要时可使用弹性腰围，防止腹部肌肉松弛，避免骨盆向前下倾斜和腰骶角增大。若 X 线片显示髂骨致密且疼痛严重，需卧床休息，并在骶髂关节处给予理疗，疼痛减轻后，鼓励患者加强腹肌锻炼，继续用弹性腰围保护。

116. 什么叫关节的自我保护作用？

正常的关节有丰富的神经支配，这些神经的功能有相当一部分管理关节的感觉，关节是在运动、静止或是在什么位置，均可感觉到。当关节受到外界刺激时，可以自觉地调整位置，同时这些神经又能营养关节的各组成部分，当关节遭受创伤时，可以感觉到疼痛，使关节自行保护、防御，这就是关节的自我保护作用。所以从某种程度上讲，疼痛是一种保护机制。疼痛了，关节自然就不再活动，从而保护关节不再继续受到伤害。不要小瞧这种保护作用，它可以使关节维持正常功能，并将有害刺激迅速传送给大脑，并及时做出反映。如果失去这种保护作用，则会出现一种关节病变——夏科关节炎。

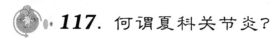

117. 何谓夏科关节炎？

夏科氏关节炎又称神经性关节病，本病是由于中枢或周围神经损伤而失去关节深部感觉，并使关节的神经营养障碍，继而使关节的自我保护作用消失而引起的关节病变。常见原因有脊髓病、脊髓空洞症、糖尿病、外伤性截瘫、周围神经损伤、脊柱裂等。由于失去关节深部感觉，关节不能自觉地调整肢体的位置，使关节经常遭受比正常自我保护时大得多的冲击、震荡和扭转性损伤，又因神经营养障碍使破损的关节软骨面、骨端和软组织不能有效地进行修复，反而促进这些物质被吸收而消失，故出现慢性进行性的无痛性破坏，关节面迅速崩解，骨端碎裂或吸收，新骨形成杂乱无章，关节囊和韧带松弛，最后可使整个关节支离破碎，不再具有原有的关节功能。其临床表现多有外伤诱因，受累关节多明显肿大，常有积液，但疼痛多不显著，关节功能受限也不严重，有时还有异常的关节活动。关节内可触到许多碎骨块，摸之好像是布袋里装满许多碎石块，其特点是疼痛，功能障碍和关节破坏的程度不成正比，即疼痛和功能障碍较少而关节破坏较重，X 线片可见有大量的碎骨块、关节半脱位或全脱位、关节面破坏、关节间隙变窄、骨端和附近骨干呈磨砂玻璃样改变、巨大骨刺和反应性骨膜新生骨形成。治疗主要是治疗原发病，对关节的处理原则是减少关节负担，稳定关节或用支具保护，必要时行关节融合术。由于受累关节神经营养障碍，一般的融合方法不易获得成功，尽量采用加压融合术。

118. 何谓臀肌挛缩症?

臀肌挛缩症又称儿童臀肌挛缩症、注射性臀大肌挛缩症、臀肌纤维化、肌内注射后臀肌纤维化等不同命名,其主要的病理改变为在长期臀肌注射后,由于注射针头对组织的损伤和药物的化学刺激引起的化学性、无菌性肌纤维织炎甚至坏死,最终导致肌肉纤维化及挛缩,使肌肉失去了正常的弹性,代之为纤维束带。

临床上的注射性药物以青霉素、链霉素为多见,庆大霉素、卡那霉素次之。在过去用于注射的青霉素多是钾盐剂,用生理盐水稀释,注射后疼痛较重,以前多使用2%苯甲醇代替生理盐水,可使疼痛减轻,但长期注射后,临床上可出现药物吸收不良、肌肉坏死、纤维化瘢痕等问题,这是注射性臀肌挛缩症的主要机制。但也有一少部分患儿为先天性挛缩,可能与免疫有关。本病主要见于小儿,男孩多见,主要表现为走路姿势和站立不正常,呈外八字,即双下肢轻度外旋,双侧不能完全并拢,行走时步态特殊,迈步时由于臀肌挛缩而致屈髋受限需抬高足趾,落地时健肢迈步患髋向前冲,双髋病变时尤为明显,表现为双腿划圈、身体摇晃,跑步时则如跳跃状,即跳步。检查在臀部可触及凹陷及硬而韧的束带,双下肢并拢时更加明显,不能做跷二郎腿的动作(图17)。如做下蹲动作,患儿必须双膝先分开后方

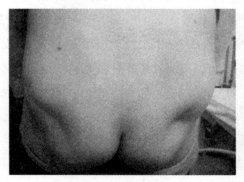

图17 臀肌挛缩症

可下蹲，严重者呈青蛙样蹲势，又称蛙式位。X 线片多无明显异常，但少数病程长的患儿由于臀肌挛缩影响骨盆发育而出现继发性改变，骨盆轻度外旋前倾，犹如张开的贝壳。该病一般保守治疗无效，需手术松解挛缩肌肉，预后较好，如果松解彻底，日后不会引起下肢功能障碍。

五

踝及足关节

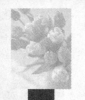 **119.** 您重视自己的足吗？

　　说起来好像不可思议，哪有不重视自己足的呢？其实这并不奇怪，我们许多人虽然每天走路，工作都离不开足，但对足的重视程度却远远不够。一般情况下城市居民每天行走8千步，一生可能要走20万公里，农村人的行程自然更大。人们对于足病的治疗往往不及时，认为无伤大雅，尤其是近年来各种鞋式的花样增多，但大多没有考虑到足本身的健康，而只是单纯为了美观，把足限制在狭小的、不通气的空间内，使足饱受"小鞋"之苦。有资料证明，大部分足病是由于穿不舒服的鞋子和鞋子里面的"不良气候"造成的，所以要想解决足病，正确认识足及选择合适的鞋子尤为重要。

　　足是下肢的重要部分，它与膝、髋关节是统一的整体，彼此既互相协调，又互相制约，髋、膝关节的疾病往往影响到足，而足的疾病也会导致膝、髋关节的病变，所以重视足的功能，及时治疗足病对于预防膝、髋关节疾病有重要的意义。

120. 足弓是怎么回事？

　　人类进化过程中为了负重行走和吸收震荡，足部的骨骼形成了内、外两个纵形的弓和一个横弓，而不是一块平板。如果您脱下鞋子，站在桌面或地板上，您就会发现在足的内侧，除了足跟和踇趾部

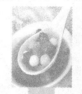

分着地以外，中间部分并不着地，而是拱形隆起，这就是所谓的足内侧纵弓，在足外缘，除了足跟和小趾着地以外，中间部分也较少着地，也是拱形的隆起，这就是足的外侧纵弓。从前面看，您会发现足的前部分，自内向外也呈拱形而非平面，这就是横弓。一般情况下足内侧纵弓较高，它是由跟骨、距骨、舟骨、楔骨和第一跖骨、第二跖骨、第三跖骨组成的，距骨是足弓顶。外侧纵弓是由跟骨、骰骨和第四跖骨、第五跖骨组成的，它的足弓顶是骰骨。横弓是由三个楔骨和5个跖骨的基底部组成的，全体呈拱桥形排列，背侧面较大，上宽下窄，故而形成拱形。维持这3个足弓的主要结构，除骨本身外，还有韧带和肌肉、腱膜。肌肉是维持足弓的最重要结构，足弓发挥正常作用时，需下肢力线正常，骨骼、肌肉和韧带保持均衡。足弓富有弹性，使行走和跑跳时可以吸收震荡并保护足以上的关节及防止内脏损伤（图18）。

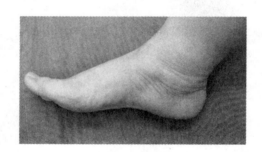

图18 足弓

121. 高跟鞋与足病有何关系？

近年来高跟鞋盛行。确实年轻少女穿了高跟鞋后，挺胸直背、增加美姿，但长期穿高跟鞋引起的足部疾病也很严重。现在由于高跟鞋引起的踇外翻、拇囊炎、鸡眼、胼胝等疾病越来越多，已引起了人们的重视。

　　踇外翻是长期穿高跟鞋所致的常见畸形。高跟鞋一般前部为三角形，高跟站立，重力促使足前部强塞入这一窄小的空间内，鞋面多为皮革所制，毫无弹性，踇趾被迫外翻并向外旋转，小趾则向内旋转，中间三趾过度背伸，鞋跟越高，这种作用就越明显，导致踇趾正常受力点移位，久之形成踇外翻畸形，这种畸形往往伴有踇趾滑囊炎、前足弓塌陷等。畸形形成后，难以自行矫正，局部疼痛逐渐加重，步行困难，这种畸形只有手术才能矫正，但手术的目的主要是为了解除患者的疼痛，而不只是矫正畸形。

　　平足症，如果长期穿高跟鞋，足的跖趾关节持续背伸，使足底维持足弓的跖筋膜紧张，久而久之，跖筋膜被拉松，在穿平底鞋时，则足弓塌陷，形成平足症，也称扁平足（图19）。

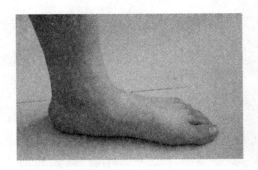

图 19　扁平足

　　锤状趾，青年少女足关节柔软可塑，即使穿鞋稍紧，也能屈趾将就，因此可屈性锤状趾多见于18~20岁少女，但随着年龄增长足的可屈性降低，将形成固定畸形，产生严重症状。

　　跟腱挛缩，长期穿高跟鞋后，由于足跟抬高，踝关节跖屈角度增大，结果小腿后面的三头肌收缩，久之形成三头肌伸展幅度小，随之产生跟腱挛缩。

高跟鞋引起的足病还有很多，不再罗列。所以为了追求美而不兼顾生理卫生是不行的。"毁身求美"不可取，高跟鞋的危害在病理方面基本上与封建制度的缠足相似，在这个意义上讲，高跟鞋是"现代缠足"。由于年轻姑娘对医学知识不了解，把好端端的一双脚捆成"病理足"，所以应充分重视高跟鞋引起的足病。

122. 穿高跟中筒皮靴为什么有时会引起小腿外面及足背部疼痛？

当下流行穿高跟中筒皮靴，尤其受女性喜爱。的确，一些青年女性穿上以后确实增加了美感，但有些女性长期穿此靴后出现了小腿外侧和足背部的疼痛，这是怎么回事呢？

原来在小腿外侧相当于外踝上方 10~13 厘米处有一根粗大的皮神经走行，此神经叫做腓浅神经，该神经在这个部位从肌肉间穿经深筋膜进入浅筋膜，然后腓浅神经分数支至足背，分布至足背皮肤及外踝部的皮肤。高跟中筒皮靴的靴筒边缘正与腓浅神经出口处接触，长期摩擦致局部纤维组织增生、粘连，使腓浅神经受到卡压而产生症状，所以此病又称做腓浅神经卡压综合征。

该病的主要表现为外踝上方约 10 厘米处有局限性疼痛，向小腿及足背部放射，行走时疼痛明显并向下放射，但无肌肉萎缩或软弱。如果强迫患侧足内翻，则局部疼痛加剧。此病的治疗可采取局部封闭措施即可缓解疼痛，换穿一般皮鞋，避免皮靴压迫。若保守治疗无效可手术松解，效果确切。

123. 穿鞋过紧有什么危害？

鞋子是人们必不可少的，但现在对鞋的选择往往是从美观角度考虑，而难以从健康角度考虑，以致穿鞋过紧，尤其是对脚面（足背部）的压迫，往往造成足背部疼痛，甚至出现足趾的感觉异常或感觉迟钝，这是怎么回事呢？

在足背部有一根由小腿沿伸至足背部的腓深神经和数根肌腱，它们走行在足背部深筋膜深面及踝关节前面，鞋帮正好压迫在腓深神经的浅面，当鞋帮过紧或系鞋带过紧，穿鞋不合适时，腓深神经可在此部位韧带下受压产生症状。其主要表现为足背部疼痛、踝部疼痛，夜间明显，休息时、足不活动时症状加剧，站立或行走时可减轻症状，在第一趾间隙有感觉异常或感觉迟钝，并向蹋趾及第二趾放射。一般运动功能受轻微影响，对此种病例改穿宽松的鞋子即可痊愈。若病程久，可行局部封闭治疗，无效者则可在局部麻醉下手术探查腓深神经并手术松解，一般效果明显。

 124. 脚趾甲修剪的越短越好吗？

当下人们为了美，把足的美观提到了十分显眼的位置，尤其是青年女性，脚趾甲的美容也成了时尚。但是修剪脚趾甲的学问却知之甚少，有些人认为趾甲长了不雅观，鞋袜易被破损，习惯将趾甲修得短短的，岂料这种做法却带来了另一个问题——嵌甲症（图20）。

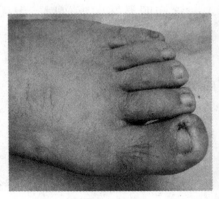

图20 嵌甲症

临床上常见的嵌甲症几乎均是由于脚趾甲修剪得过短引起的，这是因为脚趾甲有保护足趾的作用，修剪的过短，足趾末端向内聚集，而趾甲在以后的生长过程中则嵌入足趾的软组织内压迫软组织而引起疼痛，穿紧鞋更加剧这种病变，嵌甲症有时难以处理，需手术治疗才能治愈，所以脚趾甲修剪长度应适当，足趾末端平齐，这样既不太长，也不过短。

125. "存筋" 后按摩对吗？

人们走路时踝部常扭伤，也就是不小心扭了脚，很快出现局部肿胀、淤血斑，这就是所谓的"存筋"。存筋是由于外伤后局部组织损伤，毛细血管及小血管破裂、出血、渗出，出血聚集在皮下引起的。此时应想法减轻出血和渗出。正确的方法应休息、抬高患肢，以利静脉回流，减轻出血和修复软组织。在受伤早期即 24 小时内，可用冷敷和加压包扎患处，来减少继续出血和渗出。但是有些人对此不甚了解，再加上轻信游医及民间一些不正确的说法，认为存筋了如不能及时疏散开，就会出现"窝筋"，以后就不能恢复了，必须立即按摩，将已存的"筋"赶开。所以立即用强手法按摩、热敷，其结果肿胀更厉害了，筋包更大了，疼痛更剧烈了。因为此时按摩无异于从破裂的血管内向外挤血，使之出血更甚，另外，此时按摩也是一种创伤，会加重原有的损伤，所以存筋后按摩是错误的。

126. 踝关节扭伤后怎么办才对？

日常生活中常遇到这种情况，不小心踝关节扭了一下，随之就出现了疼痛和肿胀，有的人认为这是"存筋"了，于是就马上揉、按摩、热敷、加强活动，其结果疼痛和肿胀更加严重了。甚至一些医生也这样处理踝关节扭伤。这样做对不对呢？

这是非常错误的。因为踝关节扭伤后出现疼痛和肿胀，多是由于踝关节周围的韧带及肌腱、肌肉、筋膜等软组织挫伤所致。在受伤后24～72小时是受伤组织肿胀高峰期，此时一些毛细血管扩张、渗出、破裂出血、出现局部肿胀、淤血斑（俗称存筋）（图21）。如果在这一阶段给予热敷、按摩或加强活动，则可加重毛细血管破裂出血及渗出程度，最后软组织损害加重，不但起不到治疗的效果，反而使症状加重。另外，严重踝关节扭伤还可能造成踝关节的骨折脱位。而在没有明确骨折、脱位之前，盲目的按摩、活动会使原有的骨折脱位加重，使病情复杂化，所以这种处理是非常错误的。

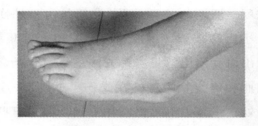

图21 踝关节扭伤肿胀

那么怎么办才对呢？当踝关节扭伤后，应将患足抬高，用冷毛巾在肿胀部位冷敷，减少活动，使扭伤的踝关节得到充分的休息。有条件应立即到医院就诊。拍X线片，以明确有无骨折脱位。严重的应用石膏托固定，待5～7天后肿胀逐渐消退、疼痛减轻后在应用热敷，并进行踝关节功能锻炼，恢复日常活动需3周以后。否则，当踝关节扭伤没有充分愈合修复就过早活动，会使组织修复不充分，可造成慢性踝关节不稳，以后踝关节还容易扭伤。

 127. 踝关节扭伤后的康复措施有什么？

踝关节扭伤是日常生活中常见的损伤，多数为轻度至中度的韧带撕裂，重度韧带撕裂及骨折需手术治疗的并不多见。但是正是这些轻度损伤最易被忽视，以至于踝关节扭伤的韧带不能很好地复原、修复，导致反复的扭伤并持续的肿胀和疼痛，形成慢性损伤，给患者带来很大的痛苦。所以人们要从认识上重视这种"轻伤"，早期就应积极地治疗和进行康复。

这类损伤最重要的康复治疗，防止肿胀和消灭肿胀。因为踝关节越肿，关节活动的范围就越小，恢复速度也越慢，另外肿胀所造成的软组织内渗液是导致软组织粘连的重要原因，所以消除肿胀是首要任务。在急性损伤时，应立即用加压包扎和抬高患肢，包扎应包括整个踝关节，这是最简单、最便宜、最有效的方法。冷敷可用碎冰，也可用冷水，但应注意避免冻伤。冷敷不但有止痛作用，还可以减轻渗出，消除肿胀，一般冷敷应用24~48个小时，直至肿胀消失，过早地做热敷是很不好的方法，局部按摩更是糟糕。

除上述方法外，走路扶拐或手杖也是重要措施，这样可以减轻踝关节的负重，踝关节损伤一般3~4周后，应进行运动练习，此时不但要锻炼小腿前后的肌肉，还应操练外侧肌群及大腿肌群，做各种各样的踝、足关节活动及抵抗阻力运动，并逐渐地行走、跑步，直至恢复正常的运动，在活动期间可佩带护踝以保护踝关节。

128. 踝关节"骨折脱位"的后期并发症是什么？

踝关节"骨折脱位"是最常见的关节内骨折脱位，青壮年常见，由于踝关节面比髋、膝关节面积小，但其承受的体重却大于髋、膝关节，踝关节接近地面，作用于踝关节的承重应力无法得到缓冲，因此对踝关节"骨折脱位"的治疗较其他部位要求更高。骨折脱位后如果关节面稍有不平或关节间隙稍有增宽，由于受力不均，后期均造成创伤性关节炎。

129. 如何治疗踝关节创伤性关节炎?

对踝关节早期创伤性关节炎骨质尚未明显改变者可保守治疗,首先减少负重,加强踝部功能锻炼,锻炼踝关节周围肌肉,增强肌力。配合理疗、草药熏洗、穿适足软底鞋。疼痛明显时,口服非甾体类消炎镇痛药。对中、晚期创伤性关节骨质增生硬化、关节间隙狭窄、疼痛严重影响踝关节功能者,可行踝关节融合术,这样既可获得稳定,又可消除疼痛。人工踝关节置换术,国内外均有报道,但尚未广泛应用。

130. 足跟痛是怎样造成的?

有许多老年人在行走时出现足跟部疼痛,有时休息后减轻,严重的患者休息后仍疼痛,这是怎样造成的呢?

正常人足跟部的皮肤较厚,在皮肤的深面有特殊的脂肪垫,这种脂肪垫有缓冲压力、减轻震动的作用,犹如铁路的枕木与钢轨之间的胶皮垫。脂肪垫内有许多纤维隔连接皮肤与跟骨并形成许多小的房子,每个房子内有脂肪球,这种脂肪球富有弹性,在压力作用下小房子的形态可以改变,但其中的内容无变化,压力解除后,又恢复原来的形状。当这个脂肪垫萎缩时(如长期卧床和久病后),其弹性作用减弱,患者站立行走便感到疼痛,但这种疼痛只要逐渐增加活动锻炼,跟部的皮肤和脂肪垫可以逐渐恢复,疼痛消失。另外经常站立或长期在硬地上行走者,足跟经常撞地,在跟骨的内侧结节下可发生滑囊,滑囊发炎可致疼痛。跟骨骨刺也是致足跟痛的原因之一,有时在跟痛症患者的X线片上可发现骨刺,这种骨刺有可能是跖腱膜附着处受到牵拉所致,但并不都是疼痛的原因。

跟痛症一般中年以后发病,肥胖人多见,起病缓慢,早晨起床下

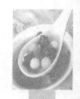

地时足跟疼痛，稍走动后，疼痛明显缓解，但行走较多，疼痛又明显加重，以后症状逐渐加重，使行走不便。局部不红、不肿，在跟部可有一明显的压痛点，X线片上有时可有骨刺，有时没有，有的患者经1年左右可以自愈，有的则长期疼痛。故跟痛症患者应少承重，减少站立及行走，穿厚底鞋及软鞋垫，可在鞋垫后部挖孔，使疼痛部位悬空，来缓解疼痛，局部热敷、理疗及局部封闭有时有效，对于顽固病例，可行手术治疗。

131. 小孩足跟痛是怎么回事？

我们知道足跟痛多见于老年人，在现实生活中却有一些10多岁的孩子也嚷足跟痛，跑跳后加重，有时甚至出现跛行，这是怎么回事呢？难道孩子也会出现退行性改变吗？

当然不是，小孩的足跟痛与老年人的足跟痛不是一回事。它主要是由于小腿后部的肌群长期、反复地收缩，其拉力集中在跟骨结节骨骺上，使其发生慢性劳损，从而导致跟骨骨骺缺血性坏死。有时又称Sever病，因为这是由Sever医生发现的。两侧跟骨结节可同时发病。

患该病的小孩，主要诉说足跟疼痛，常向小腿放射，小腿肌肉酸痛，足跟着地行走缺乏弹性，有时出现跛行，足跟有轻度肿胀和严重压痛，不能穿鞋，局部无明显红、热等炎症表现。X线片上骨骺早期呈现密度增高并有碎裂，在恢复期密度减低、骨骺萎缩。

多数小孩的足跟痛不需用特殊治疗，只要将鞋跟垫高1厘米，减轻跟腱对骨骺的牵拉，鞋底松软，用海绵保护，避免压迫疼痛的部位，即可缓解症状。疼痛严重者，可用石膏固定于足下垂位，4~6周即可缓解疼痛。一般情况下1年左右就会逐渐痊愈。

132. 跟骨骨刺一定就是跟骨痛的原因吗？

有许多老年人在拍片中意外地发现在跟骨上有一骨刺，于是万分紧张，找医生询问，犹如大病临头，查体却未有任何病症，患者也没有足跟部疼痛。还有足跟部疾病患者拍 X 线片时，发现有跟骨骨刺，于是就将疼痛的原因全部归结于骨刺。更有甚者认为骨刺必须除掉，否则不能静心生活。此时社会游医也大做文章，有什么灵丹妙药可以消除骨刺，于是患者不惜代价去治疗。结果骨刺没有去掉，有时反而带来了皮疹、过敏、感染等问题。

其实跟骨骨刺是否是疼痛的原因，很难鉴定。有资料表明，在有跟骨骨刺的顽固性跟痛症患者中，许多是单侧症状，但拍片却发现两侧均有骨刺。还有的两侧均有症状，但只有单侧存在着骨刺。还有许多患者，根本没有跟痛症的表现，却在拍片时发现存在着很大的跟骨骨刺。而跟痛症患者，经治疗痊愈后，骨刺仍然存在，所以疼痛不一定是骨刺所致，骨刺也不是跟痛症的唯一原因。骨刺多是由于老年变性、跖腱膜牵拉、退变引起的，是一种退变。只有当跟骨骨刺与疼痛的部位相符合时，骨刺才有可能是疼痛的原因。在此奉劝有跟骨骨刺的朋友，一旦发现骨刺，大可不必惊惶失措，泰然处之便是。

133. 为什么肥胖的人易患足跟痛？

在临床上足跟痛患者以胖人居多，问及肥胖的时间，大多已有数年到数十年，这是为什么呢？

这是因为肥胖导致体重过重，使足跟部脂肪垫和跖腱膜长期超负荷工作所致。在足跟部皮肤较厚，其内面还有特殊的脂肪垫，这种脂肪垫不同于其他部位，它中间有许多弹性很强的纤维隔，这些隔连结跟骨和皮肤，并围成许多小空间，形状如一个个相邻的小房子，在这些小房子内充满了脂肪球。这种脂肪组织具有特殊弹性，当人站立时，重力通过跟骨至脂肪垫再至皮肤，最后传导至地面，所以站立时该垫（又称跟垫）压缩，为解除压力，跟垫又恢复原来的形状，所以跟垫犹如弹簧，起到了缓冲压力和减轻震荡的作用。

当体重过大时，跟垫的负荷过重，长期超负荷使脂肪垫难以维持其正常形态和功能，最后出现病变而引起足跟痛，这就像火车车厢严重超员一个道理。

另外体重过大还会使维持足弓的跖腱膜遭受更大的拉力，其结果就是跖腱膜在足跟骨的附着处受到牵拉、刺激，最后形成跖腱膜炎而引起足跟痛。所以从这个角度来讲，减肥是治疗足跟痛的重要措施。

134. 为什么久病或长期卧床的人站立行走时有足跟痛症状？

跟垫是介于地面与跟骨之间的弹性垫，犹如铁轨和枕木之间的胶皮垫。它必须经常受到压力刺激，反复的松弛、压缩，才能保证其正常的形态和功能。长期卧床和久病的人，行走和站立的机会减少，跟部的皮肤和脂肪垫萎缩，其内的神经末梢感觉过敏，站立或行走时便可感到疼痛。另外，这种患者往往伴有跟骨的脱钙和骨质疏松，使跟骨耐受力的能力下降，也是造成疼痛的原因之一。这种足跟痛往往是暂时的，只要逐渐增加活动锻炼，足跟皮肤和脂肪垫可逐渐恢复至正常，疼痛便会消失。

135. 如何治疗跟腱周围炎？

跟腱是人体中最大的肌腱，其作用是使足跖屈，其力量强大，是行走、跑跳的主要肌肉传导组织，跟腱及其周围的筋膜、滑囊组织，因劳损、外伤或感染等刺激而引起的炎症称跟腱炎和跟腱周围炎。本病多发生于爱好跑跳运动的患者，跟腱及周围肿胀、疼痛，站立、行走时只能前脚掌着地，足跟不能着地，局部皮温多增高，压痛明显，踝背伸疼痛加剧。

本病以预防为主，适当休息，避免跟腱过多、过猛的牵拉，避免前足支撑的跑跳动作，平日宜穿带跟的鞋，减轻对跟腱的牵拉和摩擦，如已发病者先行保守治疗：热敷、中药熏洗、手法治疗即先被动活动踝关节数次后用手的拇指、示指分别于跟腱的两侧相对揉搓挤压，使之产生热感，捏紧跟腱轻轻向上提拉数次，最后用拇指、示指在病处揉捻放松，屈伸活动足踝数下，每日坚持2~3次。局部亦可用封闭疗法，对感染性跟腱周围炎应给予抗生素治疗，已化脓者应切开引流治疗。

136. 足背部疼痛常见原因是什么？

有些疾病可致足部发生疼痛，而且这些疼痛常局限在某一部位，有一定特殊的体征，现将几种足背部疼痛常见原因介绍如下：

（1）足背隆突症　这种疼痛多见于年轻人，其疼痛部位在足背，局部有隆起、触痛明显，穿鞋尤其是穿硬皮面高跟鞋时，局部受压、摩擦，疼痛加剧。其位置在足背中部偏内侧处。X线片上，有时可见疼痛处关节有唇样骨质增生、间隙变窄、局部骨质硬化。有时在隆起处皮下可存在一滑囊。由于穿鞋摩擦，可发生滑囊炎而产生疼痛。这种疾病如果局部隆起不大、穿鞋无困难者，可嘱患者穿软面低跟鞋，局部热敷、理疗即可。如果病程长，疼痛明显，骨隆起大，有碍穿鞋、行走，经保守治疗无效时，可手术治疗。消平局部骨隆起，融合有病变的关节即可治愈。

（2）踇外翻及拇囊炎　踇趾近侧疼痛，有时可有拇囊炎、踇外翻（图22），以女性多见，这是因为女性多喜欢穿高跟鞋所致。对于这类患者往往需要矫形手术，手术的目的在于消除疼痛，纠正异常的着

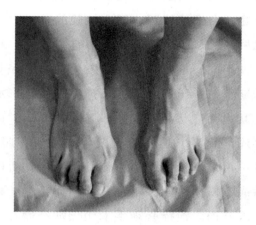

图22　蹈外翻

力点，恢复正常的生物力学，而不仅仅是为了美观。

（3）痛风　多见于蹈趾的跖趾关节，疼痛呈突发性，局部红、肿、热、痛，特征像急性炎症，常在夜间发作，但很快就好，以后反复发作，多见于老年人。

137. 前足底部疼痛的常见原因是什么？

有许多患者足底的前部疼痛，这种疼痛多包括两种原因。第一种原因是松弛性跖痛症，这种患者多有先天性第一跖骨畸形，如第一跖骨过短、内翻或异常频繁活动，第一跖骨不能有效的负重，其应负担的重量则由第二跖骨、第三跖骨替代。在正常情况下，骨间肌的收缩尚能使第一跖骨、第二跖骨、第三跖骨相互靠拢，能代偿上述的长期牵伸的伤害，若因种种原因如体重突然增加、长途行走、剧烈运动、足部肌肉软弱，使骨间肌的力量减弱，丧失了这种代偿作用，导致足的横弓下塌，前足增宽，跖骨间连接的横韧带因长期牵伸受力而松弛，发生疼痛。此种疼痛在行走时加剧，有时可影响到小腿，使小腿肌肉酸痛，有时在足底可有胼胝。这类患者的治疗，主要采用保守治疗，可改穿前足宽、合适的后跟、鞋底较硬的鞋，常可缓解疼痛，健身鞋可以达到这种目的，也可以制作矫形鞋垫。另一种原因叫压迫型跖痛症，与前一种不同，这种跖痛症多发生在第三跖骨、第四跖骨中间处，是由于长期牵拉，压迫其下的跖神经，使之形成间质性神经炎或神经瘤所致。其主要症状为阵发性、局限性疼痛，向邻近两趾间放射。发作时，疼痛严重者，迫使患者要停止前进、脱下鞋子、休息，待疼痛缓解后方可再走。检查时第三跖骨、第四跖骨间，在足底及足背均有明显的触痛，横向挤压、足趾背伸动作，均使疼痛加剧，相邻两趾可感觉消失或减退。治疗必须手术切除神经瘤和切断压迫神经横韧带。术后不要穿小而紧的鞋子。

138. 何谓鸡眼和胼胝？

鸡眼和胼胝是足部皮肤常见的疾病，发病的原因是由于跖骨和趾骨高低不平，骨突起多自内向外持续压迫皮肤。若穿鞋不合适，特别是尖头高跟皮革制作的鞋，对已遭受骨突起压迫的皮肤部位，自外部施加间歇性的摩擦和压迫，久而久之该处的皮肤产生防御反应，角质层增生变厚，形成鸡眼和胼胝。鸡眼是角质层尖端向内的圆锥形增厚，而胼胝是局限性边缘不整齐的片状增厚。鸡眼为一高出皮肤表面的硬结，中心有核，核尖深入皮内，触之硬且不光滑，由于鸡眼尖端压迫神经和皮肤的真皮层乳头，所以产生疼痛。胼胝呈扁平或隆起的局限性片状角化层增厚，呈蜡黄色、质坚硬，表面皮纹清晰可见，局部汗液减少，感觉迟钝，可有轻度压痛，但无中心核。鸡眼和胼胝均需手术治疗。

139. 踇外翻是怎样形成的?

踇外翻是常见的足部畸形,女性多见。其主要特点是踇趾偏离中线,向外倾斜过大,超过正常生理外翻角度(10~20度),同时,踇趾向外略有旋转畸形。畸形一旦形成,难以自行矫正,以后可出现疼痛,步行困难。

踇外翻发生的原因,多认为是穿高跟尖头鞋所致,尖头鞋的前部成三角形,高跟站立,重力促使足前部强塞入这一窄小的三角形区域内,又加上鞋面为皮革所制,毫无弹性,各足趾被迫强塞入时,踇趾必须外翻外旋,小趾则内翻内旋,中间三趾的跖趾关节过度背伸,鞋跟越高,这种作用就越明显,久之就会形成踇外翻畸形。所以一定要普及穿鞋的知识,选择合适的低跟宽敞的鞋,只有在必要时才穿高跟鞋。

140. 何谓踇外翻畸形?

正常情况下足踇趾轻度向外侧偏斜与第一跖骨形成约 8~20 度的外展角。当外展角超过 20 度,则称为踇外翻畸形。它是一种常见的足部畸形,轻者表现为第一跖骨头内收,形成踇外翻;重者第一跖趾关节向外侧半脱位并伴随着复杂的继发性前足畸形。

此畸形多见于女性,有家族史,妇女缠足穿小鞋和近年盛行的高跟、窄底、尖头鞋是踇外翻的主要原因。另外,平足、某些解剖结构的异常、第二趾截趾、第一跖趾部的滑液囊肿都可形成踇外翻。

141. 如何预防踇外翻?

踇外翻的预防一定要从小抓起,学龄前儿童不应限制他们赤脚或穿薄鞋玩耍，学龄前儿童不穿小鞋、紧鞋，青春期不穿不适足的高跟、窄底、尖头鞋，平足者穿用矫形足垫维持足的正常纵弓和横弓，并每天定时做足部肌肉锻炼。如果用足跟走路、用足尖走路或用足的外缘走路等，要同时加强体育锻炼、增强体力、控制体重突然的猛增以减轻足部负担。

142. 发生踇外翻后，足部有什么变化？

踇外翻发生后，由于踇趾长期处于外翻位置，踇趾外侧的组织包括踇趾跖趾关节囊附近的韧带、肌腱和肌肉会相应地紧张和挛缩，而内侧的关节囊和韧带会松弛和伸长，拇展肌和拇长屈肌的联合肌腱牵拉近侧趾骨的外侧，拇长伸肌腱外移呈弓弦状，从而加重踇外翻畸形，使第一跖趾关节半脱位，第一跖骨内移后足横弓塌陷，负重力线外移，因而在第二跖骨、第三跖骨下产生胼胝引起疼痛，第一跖趾关节内侧由于长期的挤压和摩擦，皮肤增厚，形成附加滑囊及创伤性炎症即滑囊炎，第二跖骨因受到挤压则形成锤状趾畸形并在趾端和凸出的关节部位发生鸡眼。

143. 治疗踇外翻的常见手术方式有哪些？

治疗踇外翻的目的不仅是矫正外形，更重要的是减轻症状。据文献记载，踇外翻的手术方式有 130 余种，从软组织手术、骨的手术到软组织与骨的联合手术，没有一种手术可适用于所有病情。在手术前必须仔细检查患足，慎重选择手术方法。

常见的软组织手术：McBrid 手术，适用于 35 ~ 55 岁、跖趾关节外翻角 20 ~ 35 度、跖趾关节无退变者，包括①内侧骨赘切除；②踇内收肌切断止点移位；③腓侧籽骨切除；④重叠缝合内侧关节囊。

常见的骨与软组织联合手术：Keller 手术，适用于 55 ~ 75 岁、踇外翻角 30~45 度、跖趾关节已有骨关节炎者，包括①切除近节趾骨近心侧 30%~50%；②切断拇内收肌腱；③拇侧骨赘切除；④重建第一跖趾关节；⑤重叠缝合内侧关节囊。

常见骨的手术：第一跖骨截骨术和第一跖趾关节融合术。

144. 何谓扁平足？如何预防？

扁平足（平足症）是指足内侧纵弓平坦，负重力线不正常，出现疲乏或疼痛症状的一种畸形。引起"平足症"的原因很多，如小儿麻痹后遗症、足部的关节炎或外伤骨折等，但一般临床上的"平足症"是一种姿态性平足，其起因是由于体重与足部肌肉支持力的平衡失调。最易发生在两个年龄阶段，第一个阶段是幼年期，这个时期生长迅速，肌力的增加和体重增加不成正比；第二个阶段是中年期，这个时期体重增加而肌肉力量并不能随之增加。其他年龄段亦可产生平足症，如儿童发育期间，营养不良、睡眠休息不足，站立时间过长、负重超过耐力；青年或成年人平时缺少锻炼，需长时间站立工作，工作地点地面硬而又要穿硬底鞋，都可产生平足症。

扁平足最主要的是预防，而预防扁平足最重要的方法是锻炼足部内在肌和外在肌以增强肌张力，加强足弓力量，有先天性平足的儿童应穿特制的矫形鞋，鞋带后部要紧，鞋帮前部要宽松，学龄前儿童不应限制他们赤脚，因为这样可以使儿童加强肌肉锻炼，使全身肌肉发达。在青春期，尤其是体重迅速增加者，要每天定时做足部肌肉锻炼，用足跟走路、用足尖走路或用足的外缘走路者，平时要加用软足垫。站立工作者所穿的鞋应有后跟，使负重线略向前移，以使足部的肌肉和韧带同时参与负重，维持足部肌肉的张力。注意加强营养和休息，控制体重的猛增。

145. 足弓高低与生活习惯有关吗？

人是唯一有足弓的脊椎动物，足弓的存在既说明了人的特性，同时也是人类进化过程中的一个标志，但足弓并不都是人人都一样大，有的人足弓偏低或平足，他们并无任何症状，不影响正常工作和生活，这样的足弓低或平足，就不能称之为扁平足，这是为什么呢？

因为人的足弓高低并不一致，足弓高低也不代表足部的功能，如小儿麻痹后遗高足弓者，其足弓虽高但无弹性，而芭蕾舞演员足弓较平坦，但因足内外肌发育健壮，步态轻盈，弹性很强。这是因为除足弓因素以外，足的肌肉韧带也是维持足功能的重要因素。

我国骨科前辈方先之认为足弓高低不同的形成与人民生活、习俗及所处的环境有关。在我国中南部农民，一年四季多赤足劳动，所处环境是泥土地，柔软的泥土地对足弓有衬托作用，这样的足，用不着穿鞋袜，毫无束缚而活动自如，保持了原来肌肉韧带的紧张力和弹性。终日的劳动，使足内、外肌均得到锻炼，肌肉发育良好，能起到对足弓保护的作用，所以农民极少有平足症的发生。

现代物质文明发达，所穿的鞋袜多种多样，但现流行的各式鞋常对足的束缚太强，使肌肉常处于紧张状态，再加上道路平坦整齐，走路少、坐车多、活动少，使足部肌肉缺乏锻炼，生活富裕，体重增加，足弓负荷过重，更易形成扁平足，所以从这个角度讲，扁平足是人类进化后的一种退化病。

 146. 何谓先天性平足症？

足弓低不一定是平足症，但平足症患者的足弓一定是低平的，这种患者多伴有跟骨外翻、弹性消失，在久站或行走时有疼痛症状。那么平足症有先天性的吗？

经过研究发现有的人在出生后就发现有足骨结构上的畸形，有的人在10岁以后，足骨生长发育迅速，活动增加，才发生畸形与症状，这种平足多伴有骨桥、垂直距骨及副舟骨有结构性的异常，所以又称先天性结构性平足症。

还有一种先天性平足症，其骨骼并无畸形，所以称为姿势性平足症，这种平足有以下几种：

（1）假性平足　即不是真正的平足，见于未下地行走或刚会走路的婴儿，此时足底脂肪组织多，再加上足部内、外肌不发达，外观上形似平足，实际上有足弓。随着生长发育，足弓会逐渐变得正常起来。

（2）家族中有平足症遗传病史　患儿父母有轻或重的平足症，患儿出生后就有韧带松弛、肌肉乏力，负重时足弓下沉，且足弓难以恢复，这种患儿以后有可能形成平足症。

（3）外翻足　患儿踝关节内侧韧带松弛，致使足向外旋转，结果足部外翻，从而使韧带、肌肉受力不正常导致扁平足，这种患者往往还伴有膝外翻畸形。

147. 如何检查自己的足是否为扁平足？

扁平足除了有小腿酸胀、足部疼痛症状外，平足必不可少，如何做自我检查呢？

最简单的方法就是脱掉鞋袜，观察自己的足底内侧是否隆起，扁平足足内侧弓塌陷，足底平坦，站立时足内侧部全部着地，而正常人足内侧缘并不着地，也可以将双足底相对，可发现双足内侧部并不能完全接触，如果完全接触了，则可能患了扁平足，必要时应到医院就诊。

148. 汗脚怎么办？

汗脚又称足多汗症，多见于青壮年，男性更多见，由于汗脚有难以忍受的臭味，所以它成了困扰人们的一个难题，并由此引起了一些心理问题。汗脚的主要原因是足底部汗液分泌过多。精神紧张、自主神经功能失调可加重症状，主要表现为足部湿冷，足表皮呈白色浸渍状，常伴发足癣（俗称脚气）。

汗脚的人应注意每日洗脚、更换鞋垫，穿棉线织成的袜子，不要穿尼龙、人造纤维袜子。皮鞋、胶底鞋不透气，汗液不能散发，所以使汗脚的症状加重，不宜选用。布底布鞋更适于汗脚人穿用。另外经常清洗、晾晒鞋袜也是重要措施。

六

肩 关 节

 149. 肩关节指的是哪一部分？

提起肩膀，大家都很熟悉，但对于肩关节，可能就了解得不多了。我们所指的肩关节，往往是指肩胛骨与肱骨头所组成的关节，其特点是关节窝浅而关节头特大，所以活动灵活，可以在很大范围内运动，这和人类的生活需求有关。实际上肩关节的运动还必须包括肩锁关节、胸锁关节和肩胛骨-胸壁连接三部分。因为肩关节充分活动时，此三部分必须参与，使肩关节活动更加灵活且较稳定，所以广义的肩关节包括上述的四部分。

肩胛骨与肱骨头组成的关节称盂肱关节，为多轴关节，可做多个方向的运动。由于肱骨头的半球形关节面大于关节窝的关节面，虽然在关节窝四周有唇样软组织附着而略增加了关节窝的深度，但仍只有1/3到1/4的肱骨头关节面与之相接触，因此该关节的活动范围相当大。如再加上肘关节和腕关节的活动度，使手可触到身体的任何部位。该关节的关节囊相当松弛，以适应大范围的运动。肩锁关节由肩胛骨的肩峰和锁骨的外侧端组成，该关节微动在关节内有一像弹性垫样的关节盘，该关节周围韧带强壮，喙肩韧带和喙锁韧带其作用为稳定肩锁关节，又形成一个拱形顶，位于肩关节（盂肱关节）上方，它有防止肱骨头向上移位的作用。胸锁关节是上肢与躯干间的唯一连接，由锁骨内侧端和胸骨组成，这个关节内也有关节盘，为纤维软骨。整个锁骨可以以自身为轴心做少许旋转运动。肩胛骨-胸壁连接又称肩胸关节，该关节无关节面、关节囊和关节软骨等结构，但由于在肩胛骨和胸壁之间存在一定范围的活动，故在功能上被视为肩部的关节。在肩关节活动时，肩胛骨可在胸壁上滑动（图23）。

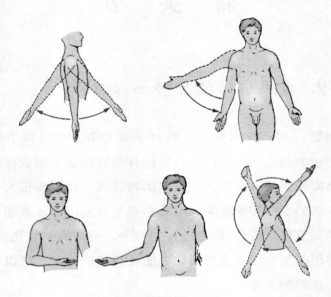

图23　肩关节的运动

150. 与肩部运动有关的肌肉主要有哪些？

肩部运动由许多肌肉控制，这些肌肉由于长期运动、劳损而产生疼痛，是肩关节疼痛的主要原因之一，所以了解肩关节周围肌肉对了解肩关节疼痛的原因有重要意义。

冈上肌位于肩部上方，肌束向外经肩峰的下方跨越肩关节，止于肱骨头的大结节上部，冈上肌的作用可以使肩关节外展，冈下肌在冈上肌下方，可以使肩关节外旋；小圆肌和大圆肌均起自于肩胛骨外缘外面，止于肱骨上部，后者可以使肩关节内收及内旋；肩胛下肌在肩胛骨的内面起始，在肩关节前方止于肱骨上部，使肩关节内收和向内旋转。上述肌肉在肱骨止点处的肌腱连成一片，将肩关节的前方、上方、后方围绕起来，如同一个套袖一样，故将之称为肩袖。

在浅面我们可在颈部后方看到提肩胛肌，它起于颈椎横突，止于肩胛骨的内上方，该肌收缩时可以上提肩胛骨。在肩固定时，可使颈部屈曲，在双侧肩胛骨之间，有两块扁平的肌肉，起于颈椎及胸椎棘突，止于肩胛骨内侧缘，称为大小菱形肌。它可使肩胛骨向脊柱靠拢并向上活动。在肩后部最浅层还有斜方肌，它构成颈后部轮廓，起于颈椎及颅骨后、胸椎向外止于锁骨及肩胛骨，它可以运动肩胛骨。

在胸部肩关节前面有胸大肌，我们用手即可触到，该肌肉使肱骨内收和内旋，并可辅助呼吸。在肩部隆起的外形，即是三角肌，它将肩关节及深部肌肉深深地包裹了起来，它是肩关节外展的主要动力。另外还有背阔肌、前锯肌等。

综上所述，由于肩关节功能复杂、灵活，所以肩部肌肉也发育的细致且发达，这些肌肉既是肩关节的组成部分，又和颈椎、胸椎及颅骨相联系，所以肩关节疼痛有时又涉及颈部、胸部疼痛，而颈椎疼痛也可以引起肩关节疼痛。

151. 为什么肩关节疾病多见于老年人？

从临床上可以看出，肩关节疾病多见于老年人，尤其是肩关节退行性疾病，老年人尤为常见，这是为什么呢？

首先肩关节疾病与肩关节过多活动有关。肩部结构复杂，活动范围大，经常承受来自各个方向的外力，易受损伤。一些职业对肩部活动既要求稳定，又要求灵活，且需保持一定的姿势，如打字员，就需双肩经常保持外展位。而排球运动员则需肩关节多方向、大剂量运动，且有爆发力。这样极易造成慢性损伤，当慢性损伤逐渐积累到一定程度，就会引发疾病，这是一个零存整取的过程。

　　其次是肩部结构的生物学老化。老年性肩关节退行性改变是一种没有例外的自然过程，与其他衰老现象一样，具有普遍性、本质性、呈进行性发展和有害性，这种老化首先是关节软骨、肌腱、韧带和肌肉中的各种细胞数量减少，这是由于衰老细胞的分化能力减弱或丧失，损耗的细胞得不到补充所致，其结果为各种组织老化。肩部结缔组织老化使肩关节更易受到损伤，包绕肌肉的结缔组织老化则可以使肌肉功能减弱。除此之外，肩关节各结构营养障碍，也是促进老化的一个重要因素。在幼儿时，除滑膜外，骨骺血管为关节软骨另一营养来源，但成年后，软骨下骺板发生封闭，软骨仅能从滑液中摄取营养，故营养条件较差，只有当关节面发生间断性挤压和接触时，才能促进滑液内营养物质进入关节软骨，改善营养状况，过多的关节活动和制动都会导致关节的退变，由于冈上肌腱营养较差，故较易发生老化退变。

　　最后磨损是加速组织老化的一个外界因素，肩关节是人体活动度最大的一个关节，周而复始的反复应力可导致各种组织发生疲劳性磨损，这种磨损包括两种情况，一种是功能性磨损，指在正常功能活动的情况下，某些结构反复承受较高的应力而产生微小的损伤，这些微小损伤的积累可加速组织的老化和退变；另一种是继发性磨损，指一种结构磨损后，造成局部环境的改变，导致另一结构磨损。

152. 肩部滑囊炎如何治疗？

　　肩关节囊周围有许多滑囊，这些滑囊可以发生损伤而引起炎症，即滑囊炎，其中以肩峰下滑囊炎最为常见。其主要的致病原因为劳动过度、慢性劳损。一般表现为肩关节活动受限，活动时疼痛加重，肩关节前方有压痛，并可触及肿胀的滑囊。对慢性起病者，疼痛多不剧烈，疼痛部位在三角肌止点，肩关节外展内旋时疼痛加重，夜间疼痛可影响睡眠。对于其治疗，原则上同肩部肌肉的挤压伤治疗，主要是止痛，防止滑囊粘连和恢复肩关节的功能。急性期可用冷敷、悬吊前臂制动，口服芬必得、扶他林等药物。疼痛严重者可用外展支架保持肩关节外展90度位，局部可注射0.5%~1%普鲁卡因或利多卡因阻滞痛点。对慢性疼痛者则采用理疗、体育疗法、推拿和药物治疗。长期疼痛者，非手术治疗无效时，可行肩峰成形术和滑囊切除术，一般治疗效果良好。

 ### 153. 肩周炎的临床特点是什么？

肩周炎又称肩关节周围炎、粘连性关节囊炎、冻结肩等，由于其多发生于50岁的中老年人，又称五十肩，常表现为疼痛和肩关节活动严重受限。许多因素可导致此病，所以肩周炎又是一组疾病。本病有其特殊的临床病程，疼痛和僵硬程度缓慢增加达到某种程度。在一段时间以后，疼痛可逐渐消失，功能也慢慢恢复。本病原因不明，可能与老化、磨损及退行性改变有关，导致关节活动受限的原因主要是疼痛和痉挛。其起病隐匿，大多无外伤，少数有轻微肩部或上肢外伤。持续性疼痛常影响睡眠，并可放射至枕部、腕部及手指，有的放射至后背。患者常因疼痛或害怕损伤患处而将上肢垂于体侧。当做肩部活动时，只能缓慢地逐渐进行。早期活动肩关节时，疼痛可以忍受，而较重时患者由于疼痛、活动受限严重、手举过头顶困难，从而导致患者不能梳头，穿衣时需先穿患肢，而脱衣时则最后脱患肢衣袖。至晚期肩关节几乎无活动，但即使接近强直，仍有矢状面上的少许活动度，这就像肩关节冻结一样，故称冻结肩或凝肩。肩关节活动障碍特点是早期逐渐加重，至一定程度后（可维持数月至数年），逐渐缓解，疼痛也减轻，肩关节活动又逐渐恢复，甚至完全恢复。多发生在一侧肩关节，有时可发生在两侧。

154. 肩周炎如何治疗？

肩周炎是个慢性病程，所以治疗也需坚持不懈，要树立战胜疾病的信心。在急性期，可口服一些消炎镇痛药物，热敷和理疗也可应用，但最重要的是肩关节的功能锻炼。这种锻炼必须在能忍受疼痛的情况下进行，有规律的锻炼上臂功能，可从最小的活动范围做起，先将手举过头顶，用对侧的健手牵拉患手，手背向后，双手交叉牵拉，在胸前双手交叉牵拉，目的是以健侧帮助患侧手活动，以带动肩关节活动。每小时坚持10分钟左右，疼痛逐渐缓解后，可用手做划圈、爬墙运动，并增加活动范围。直至达到缓解疼痛、恢复肩关节活动的目的。要牢记"坚持就是胜利"。

对于一些病例，可选择性应用痛点阻滞麻醉方法止痛，可用利多卡因或普鲁卡因局部封闭。局部轻柔的按摩、热敷也有效，可选用。

155. 肩周炎如何预防？

肩周炎是危害中老年人健康的一种疾病，预防很重要，现将预防措施告诉大家：

防止肩关节过度疲劳、避免受凉，肩关节活动度很大，而劳动时肩关节负荷也很大，长期反复地做同一动作，对肩关节损伤更大，所以一些特殊工种如打字员、运动员等要适当休息，改变劳动姿势及做工间操训练。挺胸抬头、扩胸运动，也是一种办法。肩关节受凉后可造成肩关节周围的肌肉痉挛及滑膜、滑囊的炎症，所以不要在湿、凉、潮的地方睡觉。对于一些卧床患者，夜间要将被角塞好，不要将肩露在外面，枕头高度应合适，床及枕的硬度要适中，过软、过高枕头可造成肩颈肌劳损，引起肩部疼痛和功能障碍。避免外伤和及时治疗外伤也是预防本病的重要措施。肩部外伤后应及时找骨科医生诊治，给予适当的制动和功能锻炼。

 156. 强力手法治疗肩周炎好吗？

在一些地方，一些肩周炎患者喜欢找按摩医生帮助功能锻炼，而有些按摩医生为了达到立竿见影的效果，往往用力搬、扭，强力活动肩关节。患者也常常自己使大劲活动肩关节，这样做合适吗？

当然不对。因为这种手法治疗是有危险的，不论什么花样的手法都会造成或加重软组织损伤，甚至造成骨折、脱位，这在患有骨质疏松症的患者中尤为危险。如外旋肩关节时可造成肩胛下肌腱及其肌纤维不同程度的撕裂。外展肩关节时可造成关节囊下部撕裂，甚至肱二头肌腱断裂，甚至肱骨外科颈骨折。所以正确的手法治疗应是轻柔地、逐渐地进行的，有时需在麻醉状态下进行，操作缓慢、逐渐活动肩关节，达到松解粘连而又最大程度地减少损伤其他结构的目的。所以患肩周炎的朋友一定要慎重选择手法治疗，尤其不要接受强力手法治疗。

157. 何谓钙化性肌腱炎？

肩部疼痛患者就诊时常常需拍肩关节正位片，有时在肩峰下有钙化，于是医生就根据症状、体征，诊断为钙化性肌腱炎，这是一种什么样的疾病呢？

原来在肩关节上、前后方的肌腱上，常常由于退变而发生钙化物沉积，这是造成肩关节疼痛和僵硬的常见原因，其发病率较高，仅次于肱二头肌腱滑膜炎。有时此钙化物可进入肩峰下的滑囊，所以又称肩峰下滑囊炎伴钙化。钙化多发生于冈上肌腱，有时也有冈下肌腱、大圆肌腱、肩胛下肌腱的钙化。本病好发于 40~50 岁，右侧多于左侧，家庭妇女及秘书多见，多为坐位工作者，主要发生于从事轻体力工作，上臂需要连续数小时维持轻度外展位的人员。这是由于反复的微小创伤而导致的积累性损伤，钙主要沉积在变性的肌腱纤维上所致，尤其沉积在所受应力较大、容易变性的冈上肌腱上，但与关节腔及肩峰下滑囊无关。其主要症状是肩关节疼痛，有时酸胀是唯一症状，肩关节活动不受限制，可持续数年，可触及前部肿胀物，有触痛。在进展期，疼痛呈进行性加重，活动受限，有时可放射至三角肌及手指。X线可发现钙化物，呈云雾状、羊毛状、斑点状肿块，这种钙化物的多少与大小并不和症状严重程度呈正比关系。治疗多选用手术方法，将钙化灶切除、刮除及松解粘连，修补破裂的肌腱。一般症状越重，效果越好。

158. 肩关节功能障碍的阶段性特征是什么？

肩关节的任何疼痛和创伤均可引起功能障碍。功能的评价对于治疗、预测预后均很重要。通过大量临床病例证实，肩关节的功能障碍有阶段性特征，所以指导康复也就分阶段进行，做到有的放矢，一般情况下分为三个阶段，治疗期、康复期和功能代偿期。

（1）治疗期　主要是对病灶进行针对性治疗，包括各种手术治疗和保守治疗方法，直至病灶愈合为止。一般以允许病灶部位做功能锻炼为本期结束的标志。如肩关节脱位，整复复位后需外固定3周，以利于受伤组织的修复，只有当拆除外固定并开始做功能锻炼后才表示治疗期结束。这一阶段主要是治疗原发病，此阶段治疗得当，可为肩关节功能恢复打下良好基础。

（2）康复期　指治疗期已经结束，组织修复也已经完成，但肩关节功能已有障碍，这种障碍主要是一些后遗症引起，如软组织挛缩、关节粘连、创伤性关节炎、肌肉萎缩、神经损伤。康复的目的是使肩关节尽可能恢复正常功能。首先是进行功能锻炼，同时应用各种康复疗法，如理疗、针灸、按摩、推拿、热敷等。

（3）代偿期　通过治疗和康复，大部分患者能完全康复，但仍有少数患者残留不同程度的功能障碍，这种功能障碍基本上是不可逆的。此时患者经过一定时间训练和自我调整，形成新的习惯和活动方式来代偿丧失的部分功能，但有时仍不能完全代偿。如肩关节僵直后，可通过肩胛骨与胸壁之间的滑动来代偿一部分功能；如肩胛骨也一并僵直固定，则通过转体动作加以代偿。

159. 肩关节如何做功能锻炼？

徒手操练，这种操练简单易行，在各种场合都能开展，其目的是改善和恢复肩部功能，恢复肌肉的力量、韧带及周围组织的弹性。具体操练如下：①卧位，双肘放在身旁，手掌向上，前臂逐渐向外，直至手背触及床缘。在活动过程中有阻力时，可维持在该位置几分钟，重复数次。②患者双手合握在颈后，然后两肘向后转，直至肘关节贴近床面，并维持数分钟，重复数次。③站立位，患者背靠墙站立，可以重复上述工作。弯腰双上肢自然下垂，逐渐做患肢前后摆动和划圈，活动范围由小到大，每天操练 3~5 次，每次坚持 5~10 分钟。手指爬墙，患者面对墙壁，患肢的手指在墙壁上向上爬动，使患肢上抬，待不能再向上爬时，保持在该位置至数分钟，功能逐渐改善，每天 3~5 次，每次 5~10 遍。④肩关节旋转操练，患者将手放在腰后，逐渐向上移，直至用手触到肩胛骨之间，或双上肢交叉在胸前，用手触摸至对侧肩部及颈后部。

160. 肱骨外上髁炎为什么引起手无力与前臂酸胀？

肱骨外上髁炎是伸肌总腱起始部的慢性损伤性炎症，其主要症状是顽固性肱骨外上髁部疼痛或肘外侧部疼痛、前臂酸胀、手无力，以拧毛巾、提物、端碗盆时疼痛明显，严重者可影响睡眠。故本病虽不致于影响生命，但对日常生活造成了严重障碍。由于疼痛和酸麻可沿前臂桡侧伸肌放射，易误认为是颈椎病。

　　肱骨外上髁部（即肘关节外侧可触及到的骨突起处）是前臂伸肌如桡侧腕长、短伸肌、指总伸肌、旋后肌及尺侧腕伸肌等肌肉的共同附着点。这些肌肉的主要功能是伸腕、伸指和前臂旋后，如拧毛巾、端碗等动作，主要是伸腕和前臂向后旋转。提物时伸腕、伸指动作必须存在。当它们共同存在起始部肌腱的慢性损伤时可引起疼痛，以致不能做上述动作或出现抑制现象：前臂酸胀和手无力，使提东西时有失手现象。

　　肱骨外上髁炎有时与颈椎病同时存在，这时除肱骨外上髁部疼痛以外还可能有颈疼痛不适，手指尖麻木或手的肌肉萎缩。有时肱骨外上髁炎与桡神经深支或浅支受压同时存在，这时病人可出现腕背伸无力或手背区、虎口区麻木。一般情况下单纯的肱骨外上髁炎不伴有虎口区麻木及腕背伸障碍，也无肘关节活动障碍，肱骨外上髁有明显压痛点（图24）。

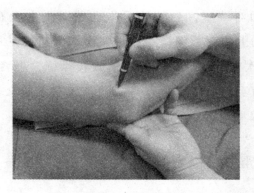

图24　肱骨外上髁压痛点部位

　　对于此病的诊断不难，但治疗很困难。休息是减轻症状的一种方式，局部注射药物对于部分病例有效，但不能反复注射，如注射不准确则无一点疗效。有人报道患肢手握 2 斤左右重物，反复做患肘屈伸运动，每天 2 次，每次半小时，可能有效，同时配合服用一些消炎止痛药物如扶他林、泰诺等效果更好。笔者自 1988 年至今，对肱骨外上髁炎的病因、病理及诊断进行了一系列研究，发现长期反复发作慢性病灶、慢性损伤性肌腱炎是原发的病理变化，但并不是疼痛的主要原因，而引起疼痛的主要原因是变性的肌腱对穿经该处的微血管神经束产生了卡压，是继发的病理变化。并根据此理论设计了治疗肱骨外上髁炎的手术方案，手术主要将伸肌总腱起始部及微血管神经束切除，或将肱骨外上髁伸肌止点做骨膜下剥离。该手术在局麻下操作，不住院，手术简单，对患者打击小，经近 10 年的随访证明，该手术方法有一定疗效，故对于长期慢性肱骨外上髁炎的患者不妨采用手术治疗。

161. 肱二头肌、肱三头肌肌腱炎引起肩部疼痛无力有何特点？如何治疗？

肱二头肌肌腱炎是肩痛常见原因之一。疼痛可沿前臂内侧放射至肘部，常误诊为颈椎病。其中以肱二头肌长头的腱鞘炎或腱滑膜炎较为常见。从其解剖和功能上分析，肱二头肌长头自肩胛骨冈上粗隆上起始，经结节间沟出关节囊，在结节间沟肌腱被滑液囊包裹，该滑囊与肩关节关系密切，是肩关节滑膜向外突出形成的。肱二头肌腱几乎参与肩部所有的活动，运动时肱骨头在肌腱上上下滑动，某些工作需要反复屈肘并抬举上臂，或要求上臂维持于过头位置，易导致肱二头肌长头及其腱鞘发生慢性损伤，出现损伤性炎症，其结果是腱鞘充血、水肿，腱鞘纤维化、增厚、粘连带形成，肌腱滑动受限。其临床表现为肩前部疼痛，可牵涉至三角肌止点甚至肱二头肌肌腹，疼痛夜间明显。肩部活动障碍及肌无力有时进展迅速，疼痛和活动障碍进一步受限。在结节间隙或肌腱上有压痛点。该病的治疗在急性期主要是保守治疗，休息并限制各种引起疼痛的运动，局部封闭往往立即奏效，也可口服消炎止痛类药物如泰诺、扶他林等。疼痛缓解后逐渐恢复肩关节运动。对保守治疗 3~4 个月无效者，可行手术治疗。

肱三头肌的长头起于肩胛骨的盂下粗隆，当反复的上臂经胸前摆动至对侧时，肱三头肌长头在肩胛骨的起点处及肩关节囊后部受到猛烈牵涉，久之会造成该起始部肌腱发炎，出现局部疼痛，并引起肩部活动受限及无力。肱三头肌腱鞘炎的疼痛部位在肩后部肩胛骨外下缘处。疼痛可沿上臂后侧放射至肘部，抬臂无力常误认为颈椎病。有时刺激腋神经而出现局部感觉异常。对于此病的治疗局部封闭痛点可产生明显疗效。休息、局部按摩、热疗也能缓解症状。严重者可手术切除局部炎性组织。

162. 体育运动与肩关节损伤性疼痛有什么关系？

体育运动已成为生活中的一部分，体育竞赛也早已成为人类精神文明的一个重要方面。体育运动确也起到了增强体质的作用，但如不科学地对待体育运动，就会造成一些副作用，肩关节的慢性疼痛即是其中之一。

有资料表明，许多体育运动都离不开肩部和手臂的运动，而运动损伤中，肩关节损伤的发生率仅次于膝关节。体育运动可大致分为五大类：球类、跑、跳、踢、投掷。其中投掷运动是应用最多的形式，投掷运动可引起肩部多种损伤。

运动损伤的基本病理过程是正常组织遭受到不同程度的撕裂。原因可能是肌肉、肌腱的负荷过重，也可能是反复的微小损伤累积形成的疲劳性损伤，还可能是直接暴力所致的局部组织挫伤和撕裂。损伤后可出现疼痛和肌肉痉挛，损伤的组织呈非感染性炎症变化。

投掷运动主要造成三角肌前部、肱二头肌及旋转袖的损伤，投掷后则可能使关节囊后部撕裂。棒球运动则主要是肩关节囊后部损伤和旋转袖的撕裂。掷铁饼、铅球、标枪和链球则主要是投掷后有巨大的离心力作用，由于肩关节周围肌肉收缩，使肩胛骨的固定肌损伤，如斜方肌、肩胛提肌和菱形肌损伤。游泳运动容易发生三角肌后部纤维损伤。其他如高尔夫球、滑雪运动、保龄球、冰上运动则可能导致肱二头肌长头肌腱炎及其他软组织的损伤。对于肩关节损伤性疼痛的治疗，包括理疗、按摩、药物、封闭、休息等方法，也可以根据情况选择手术方法。

163. 肩部弹响是怎么回事？

有些患者在活动肩部时，会感到肩部有咔喀咔喀的弹响声，有的是沙沙的响声，可以伴有疼痛，但大多数无疼痛。患者由于惧怕弹响而造成很沉重的心理负担，这是怎么回事呢？

大多数的肩部弹响发生在肩胛骨和胸壁之间，这是由于在肩胛骨滑动时，由于其周围的肌肉肥厚、增生或存在着异常的纤维条索或滑囊嵌在胸壁和肩胛骨之间，肩胛骨与之摩擦产生弹响。肩胛骨内角向内凹陷或有骨软骨瘤或肋骨骨折后都可以与胸壁摩擦产生弹响，这种弹响有时伴有疼痛，有时没有症状。

弹响肩胛如无疼痛症状多可行保守治疗，如理疗、按摩、封闭。如有肩胛骨的骨软骨瘤，则以手术治疗为宜。对于症状明显的或保守治疗无效者，应手术治疗，切除肥厚的肌肉纤维条索、滑囊，根据情况将肩胛骨内角切除等。所以有肩胛弹响的朋友，不必忧心忡忡。

164. 什么叫疼痛弧综合征？

有的患者肩关节活动很好，只是当肩关节外展到一定程度时感到疼痛，但上臂上举超过一定程度时疼痛减轻或消失，有时有肩部碰撞

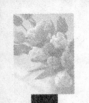

的感觉，这种情况多可能是患了疼痛弧综合征。这是什么原因造成的呢？

原来在肩关节上方有由肩峰和周围韧带形成的一个拱形结构，拱形结构与肩关节的间隙有肩峰下滑囊和冈上肌腱，当这个间隙狭窄时，肩关节外展就会发生肱骨头上方的肌腱受到挤压，出现疼痛，当超过一定程度后，被挤压的肌腱滑出这个间隙，疼痛消失。此病多发生于 50 岁左右，右侧多见，肩外展在 60~120 度出现疼痛，常有持续性隐痛，夜间尤为明显。疼痛时可以伴有响声，患者往往因疼痛不敢活动上臂，一般肩关节活动受限不严重。本病可以保守治疗，对于严重者应手术治疗。

165. 肩关节结核如何治疗？

肩关节结核较脊柱结核和膝关节结核少见，但在我国，由于结核病还仍然存在，且又有增多趋势，所以肩关节结核也是临床常见病之一。

在肩关节结核中，全关节结核临床多见，且多是从肱骨头的骨结核开始，逐渐进行性破坏至关节内，使关节内的滑膜感染，直至全关节结构破坏，功能丧失。由于肩部血运较好，所以结核性脓液吸收好，肿胀不明显，但肌萎缩明显。其主要症状为肩关节长期疼痛，疲劳时加重。在早期，由单纯骨结核演变为全关节结核时，关节渗液较多，症状加剧，晚期脓性渗出物穿破关节囊，向周围组织扩散或逐渐被吸收，疼痛则反而减轻，肩关节功能受限明显。X 线片和 CT 能清楚地显示肩关节破坏的程度和范围。治疗肩关节结核除了常规应用抗结核药物和肩关节制动外，结核病灶清除术是主要的，手术主要目的是清除脓液、结核性肉芽、干酪样物质和死骨，一般不做融合术。只有关节完全破坏失用时，才同时施行肩关节融合术，一般效果良好。

166. 肩关节功能康复过程中常用的理疗方法有哪些?

物理疗法即理疗,主要利用各种物理能量,包括电、热、光、机械能对机体各种疾病产生治疗作用,这是康复医学的重要组成部分。理疗在肩关节康复中使用十分广泛,如骨折、肩袖损伤、腱鞘炎、关节炎、冻结肩和神经损伤等各种原因引起的肩关节疼痛和关节活动障碍都可用不同理疗方法辅助治疗,常用的方法有以下几种:

(1)按摩 按摩是理疗师用手在患者身上操作的一种治疗方法,只要应用得当,不失为一种有效的理疗方法。通过对皮肤及其下面的软组织进行按摩、压迫、揉捏、摩擦、捶击和节奏性敲击,以达到解痉止痛的目的。对肩部的按摩,主要是止痛、松解粘连和肩关节强直。但有一点需要注意,粗暴的按摩可造成组织损伤,使病情加重,强力的扭、掰、按可造成骨折、脱位,急性炎症期也禁忌按摩。现在社会上一些游医,为了赚钱,把按摩神化,盲目使用,使一些患者非但没有起到治疗作用,反而使病情恶化,应引起重视。所以对于按摩的选择,要到正规医院的专科,只接受轻柔的按摩,患者应自觉地不接受粗暴按摩。

(2)石蜡疗法 石蜡加热后变软,在冷却过程中可释放大量热能,石蜡逐渐变硬,体积缩小约20%,由于石蜡在冷却过程中收缩凝固,对皮肤有机械压迫作用,可促进热量传到深部组织。对于急性损伤,石蜡疗法能减少渗出,减轻组织水肿,改善局部血液循环,有助于炎症的吸收,并有止痛和加强再生的作用。此外石蜡中含有油质,对皮肤和结缔组织有润滑、软化和恢复弹性的作用。肩部的肌肉、肌腱和韧带损伤、术后粘连关节强直和腱鞘炎、滑囊炎均可采用石蜡疗法,但恶性肿瘤和皮肤有感染者应禁用。

(3)红外线疗法 红外线有温热作用,局部红外线治疗能促使毛细血管扩张，血循环加速，局部代谢旺盛，机体免疫能力增强，这样能促进炎症吸收，增强组织的再生能力，缓解肌张力，从而达到解痉止痛的目的。红外线适用于创伤后肩部肿胀、肌肉拉伤、韧带扭伤、肌痉挛、外伤性滑囊炎、腱鞘炎及冻结肩等。但应注意急性创伤一般不用红外线，因它有加重肿胀的作用，并有可能增加出血。另外，对有高热、出血倾向和恶性肿瘤患者应禁用。

（4）超声波治疗 超声波对组织有温热和机械作用。与其他热疗方法一样，超声波也具有止痛、缓解肌肉痉挛和加强组织代谢的作用，还有软化瘢痕的作用，但使用过量会造成组织损伤。它可用于治疗软组织损伤、冻结肩、腱鞘炎、风湿性关节炎和肌炎等，但对有出血倾向、严重心血管疾病和恶性肿瘤患者应禁用。

（5）冷疗法 是局部应用冰袋、冰水或雾状冷却剂的方法，使局部组织降温、冷却，以达到消炎止痛、抗高热和抗痉挛、减轻水肿的目的。多用于肩部肌肉、韧带和肌腱的急性损伤及炎症。

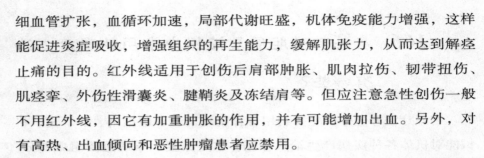

167. 如何认识肩关节功能障碍？

在临床工作中常见到许多患肩关节疾病的朋友对肩关节功能障碍忧心忡忡，他们悲观失望、情绪低落，甚至有轻生的念头。还有的患者认为肩关节功能障碍不能恢复了，放弃治疗和锻炼，任其发展，其结果肩关节功能丧失更大，形成恶性循环。这种心理障碍严重影响了患者肩关节功能的康复。如何认识这个问题呢？

首先，肩关节的功能障碍可以通过锻炼大部分能自行恢复，对生活和工作妨碍不大，所以大无必要草木皆兵；其次，肩关节的部分功能可以通过肩胛骨-胸壁的滑动、腕关节及对侧肩关节来代偿，能完成许多生活中的动作。

医生对患者解说病情和治疗方法及预后时千万不要夸大其词。有些医生总在治疗前对预后的坏处讲得多些，希望患者一旦面临事实时在思想上有所准备，其实患者往往被吓住了，不但起不到思想准备的效果，反而使患者更加忧虑，甚至产生逆反心理，拒绝治疗。

但社会上有许多游医、神医过分夸大治疗效果，言明其疗效如何好，如何有效，目的就是赚您的钱，而真正的问题他们避而不谈，出现了问题也是推三阻四，这种游医完全不顾患者的利益，劝朋友们应提高警惕，不要轻信。

患者应有自己的观点。首先，应承认存在着功能障碍，但应相信通过治疗和康复大部分功能是可以恢复的。这种恢复有时是漫长的，经坚持不懈的努力锻炼才行，循序渐进而不是一蹴而就，所以要做好打持久战的思想准备，科学地锻炼肩关节功能。

肩关节功能障碍并不意味着生活和工作能力的丧失，力所能及地参加一些工作和活动，一可以增强信心，二可以在不知不觉中锻炼肩关节的功能，这属于职业康复的范畴，对恢复一个人的自我价值非常重要。工作不仅为了谋生，而且可以满足患者的自尊心，所以有肩关节功能障碍的患者不应长期休假，应在康复到一定程度以后恢复工作。

168. 肩关节融合术后肩部功能就全部丧失了吗？

有些肩关节疾病需要行融合术，此手术是以固定肩关节，丧失该关节的活动功能为代价的，是一种治愈肩关节疾病、消除关节失稳和疼痛的治疗方法。术后肩部功能将由原来只承担肩部活动量1/3的肩胛骨-胸壁关节代偿。一般情况下只要操作仔细，融合位置合理，术后常能保留一定功能以满足日常生活和工作的需要，如手可抵达头面部、身体的前后中线、后裤袋、肛门及足部，上肢可以完成提举、推、拉等动作，上肢置于体侧时，应无任何不适感，肩胛骨可以平贴于胸壁，而不是明显地呈翼状翘起，肩部无紧张感和不适感。所以肩关节融合术后肩部功能并非完全丧失。

169. 肩关节撞击症是怎么回事？

肩部撞击症又称肩峰下疼痛综合征，是肩关节外展活动时，肩峰下间隙内结构与喙肩弓之间反复摩擦、撞击而产生的一种慢性肩部疼痛综合征，是中年以上者的常见病。临床特征是肩关节主动外展活动时有一疼痛弧，肩关节外展范围是 60～120 度。而被动活动疼痛明显减轻甚至完全不痛。

170. 肩部撞击症如何治疗？

在病变早期可行肩部理疗或热敷，口服非甾体类消炎止痛药物如肠溶阿司匹林、芬必得等。急性发病时可用三角巾悬吊患肢，但应注意在无痛情况下要活动肩关节，防止炎性组织粘连。避免可引起肩部撞击的动作，如提举重物等。可的松局部注射效果满意。一般应用 1% 利多卡因 10 毫升，加醋酸氢化可的松 25 毫克肩峰下间隙内注射，每周一次，一般 2～3 次为一个疗程。保守治疗期内应注意肩关节功能练习，以防形成凝肩。

经保守治疗病情不缓解者宜行手术治疗，手术原则是通过上或下两个方向，对肩峰下间隙进行减压，以消除撞击因素，常用的手术方法有：喙肩韧带切断或切除术、肩峰切除术、肩峰成形术、肩峰下滑囊切除术。

171. 肩胛弹响是怎么回事？

我在临床上遇到这样一位青年女性患者，她在活动肩部时听到"咔咔"的声音，有时特别明显，并伴有肩部酸胀，但肩部功能完好，只是出现弹响时心理恐惧。检查时发现，在肩关节活动时，肩胛骨下出现弹响。X 线检查肩关节未见异常。最后确诊她患的是肩胛弹响症。肩胛弹响是怎么回事呢？

在正常情况下，肩关节活动时不可避免地出现肩胛骨和胸壁之间的滑动，这种滑动是很平稳的，而这种平稳的滑动是由肩胛骨及胸背部肋骨、肩胛下肌肉及其他筋膜的正常做保证的，如果这些结构出现了异常则导致肩胛弹响。

肩胛弹响是一组因肩胛骨活动而出现摩擦音或弹响声的症候群，常见于工作中仅反复用力活动肩部和上肢的人群，如挥动斧头或锤子的人群。如肩胛骨的形态变异、肋骨面的骨软骨瘤、肋骨的骨折错位、肩胛下肌萎缩或肩胛下肌滑囊炎则易发生肩胛弹响。

肩胛弹响发病缓慢，都发生在自主运动时，这种响声可以听得见，也可以触摸得到，一般不会引起任何不良后果。

172. 肩胛弹响如何治疗？

肩胛弹响较轻且无症状或无功能障碍者，不需特殊治疗，但要对患者做解释工作，以消除其顾虑。当弹响声很大、出现疼痛并有功能障碍时则需治疗，多数患者可经非手术治疗而痊愈，包括局部封闭、适当限制上肢活动，同时进行耸肩锻炼，并辅以物理治疗。症状严重者可考虑手术治疗，针对造成弹响的原因而进行不同类型的手术。如我们在临床上遇到一例因肩胛下滑囊炎而引起弹响的病例，经各种保守治疗效果均不明显，于是患者接受了肩胛下滑囊切除术。术后疼痛和弹响消失，肩关节活动也恢复正常。

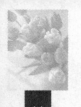
七

肘及手部关节

173. 何谓肘内翻畸形？如何治疗？

正常成人肘关节伸直位时，前臂纵轴线与上臂纵轴线在肘部有10~20度的外偏交角，称为"提携角"，在儿童时因肘部骨骺发育的关系，其提携角一般较成人大，女性较男性大。由于先天和后天的因素造成肘关节提携角消失或出现内偏角，产生了外观和解剖关系的改变，称为肘内翻（图25）。

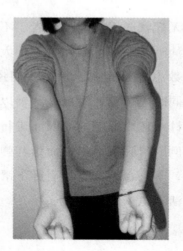

图25　肘内翻（左）

肘内翻患者屈肘（90 度）时，肘后三角常发生改变，外髁与鹰嘴距离加宽。轻者肘关节屈伸和前臂旋转活动无明显障碍，但屈伸力量有不同程度地减弱，提物时不便或吃力，重者肘关节在活动时有不同程度的疼痛。

因各种原因引起的肘内翻，其治疗目的是改善功能、消除疼痛和矫正外观畸形，其中改善功能和消除疼痛是主要的。我们认为只要肘关节功能良好、无疼痛、单纯存在外观畸形者可不必治疗，只有当肘关节功能障碍或伴有疼痛和畸形特别严重，内翻角达 30 度以上者应考虑治疗。治疗方法为肱骨髁上截骨术。

174. 何谓肘外翻畸形？如何治疗？

由于先天和后天因素造成肘关节提携角增大超过了正常度数，产生肘部外形改变者称为肘外翻（图 26）。如果提携角为 0 度，则称为直肘（图 27）。

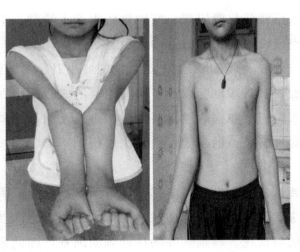

图 26　左：肘外翻（双侧）；右：肘外翻（右）

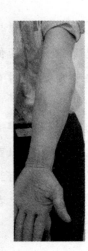

图27　直肘

轻度的肘外翻肘关节活动一般无明显障碍，肘关节疼痛亦很少见，严重的肘外翻畸形患者因尺神经处于持续高张力牵拉状态，或骨折后形成尺神经沟部的粘连，使尺神经常受到摩擦损伤，会出现小指、环指皮肤麻木，手部肌肉萎缩及手部功能障碍等症状。

肘外翻无肘关节功能障碍和疼痛者可不予治疗，仅在肘外翻畸形严重或伴有肘关节疼痛和肘关节功能障碍，或发生迟发性尺神经炎时才考虑手术治疗。肱骨髁上截骨术是可靠的手术方法。

175. 何谓骨化性肌炎？ 出现后如何治疗？

所谓骨化性肌炎是指在正常情况下在骨化的肌肉组织中形成新骨。临床上常见的骨化性肌炎有三种：创伤性骨化性肌炎、神经性骨化性肌炎和进行性骨化性肌炎，其确切病因尚不清楚。临床上对创伤性骨化性肌炎研究较多，一般认为骨折、肌肉损伤的同时，骨膜也有撕裂损伤，骨外膜及周围软组织出血形成血肿引起无菌性炎症反应，新生的毛细血管和吞噬细胞以及骨外膜深层的成骨细胞在损伤后短期内活跃，侵入附近的肌肉内发生新生骨，多见于肘部、髋部、踝部和肩部，尤以肘部常见，肘部的慢性多次挫伤和不适当的按摩也易引起骨化性肌炎。

较多学者认为骨化性肌炎早期不宜行手术治疗，原因是骨化尚未稳定，其边缘不清，很难达到彻底清除，且手术又会造成新的出血，使手术成为加重骨化、蔓延病变的一种刺激因素。因此早期宜保守治疗，对损伤部位妥善保护，重者局部制动，3~5 天后用中药熏洗，服用活血化瘀的中草药，以增加局部血液循环，促进血肿吸收，同时应用超短波、蜡疗、磁疗等物理疗法。对有局限性疼痛者可在肌肉骨化处封闭治疗，待病情稳定，可根据患者关节功能情况行单纯骨化部切除或关节成形术。

176. 为什么肘部的骨折脱位不能采取粗暴的手法治疗？

肘部的骨折脱位多见于儿童，在儿童时期由于骨骺尚未发育成熟，骺板尚未融合，如采取粗暴手法很容易损伤骨骺，影响骨骺的生长，日后形成各种畸形，使肘关节功能障碍。另外肘部的解剖结构较为复杂，前方有正中神经和肱动脉通过，外侧有桡神经通过，内侧有尺神经通过，如采取粗暴的手法整复肘部的骨折脱位，有损伤这些神经血管的可能，一旦损伤即可造成手部的功能障碍。再者，粗暴的手法进一步加重了肘部的软组织损伤，使日后形成骨化性肌炎的危险增大，因此肘部的骨折脱位不能采取粗暴的手法治疗。

177. 尺骨鹰嘴滑囊炎是怎么回事？

尺骨鹰嘴滑囊炎系指肱三头肌腱附着于鹰嘴处的滑囊因外伤而引起充血、水肿和渗出，使滑囊膨胀隆起形成囊肿。此囊肿恰位于肘关节后方，以前矿工多见，所以又称"矿工滑囊炎""矿工肘"。

急性损伤引起者，囊肿形成较快、局部疼痛、渗液常为血性，慢性积累劳损引起者，多见于矿工、学生，由于长期反复或持续地经常摩擦、压迫引起该部位的滑囊呈慢性肥厚，滑膜充血、水肿、增生纤维化，囊内滑液逐渐增多，积液可因活动摩擦减少而减少，但很难完全吸收。

无论急性还是慢性引起的，尺骨鹰嘴滑囊炎对关节运动功能影响不大，早期应以非手术疗法为主，局部制动、理疗，避免不适当的按摩、针刺。做囊内穿刺抽尽积液，囊腔内注入醋酸泼尼松 1 毫升，局部加压包扎。对非手术疗法无效的可行滑囊切除术。

178. 何谓滑囊炎？常见的病因是什么？

滑囊是结缔组织中的囊性间隙，内壁为滑囊，平时囊内有少许滑液，在骨与皮肤、肌肉及肌腱，肌腱与肌腱之间等，凡摩擦频繁或压力较大之处都有滑囊存在，起缓冲代偿作用。当局部遭受急性外伤或慢性劳损时，使滑囊的滑膜充血、水肿、渗出，使囊壁增厚、滑液增多、在局部形成包块，则称为滑囊炎（图 28）。

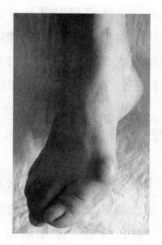

图 28　滑囊炎

常见的病因为慢性积累性劳损，常在老年性变性、骨结构异常突出的部位，由于长期持续反复、集中和力量稍大的摩擦和压迫而引起的。当遭受急性外伤时同样可以形成滑囊炎，此时滑膜呈急性损伤性炎性变化，渗出滑液为血性。

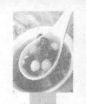

179. 肘关节如何做功能锻炼？

肘关节损伤较为常见，伤后如不早期功能锻炼，极易发生关节粘连，使关节僵直、疼痛。肘关节的功能锻炼应循序渐进。

早期：先练习屈肘、伸肘运动的肌肉收缩和舒张运动，后练习前臂旋前、旋后运动的肌肉收缩和舒张运动，每次运动数十次，一天3~5次，当肌肉酸胀时即止。

中期：进行被动运动，逐渐过渡到主动运动，包括屈、伸肘部、旋转前臂，练习运动的幅度从 0~30 度，逐渐加大到正常功能活动范围。

后期：练习对抗运动，并用手握持运动器材如哑铃、沙袋等进行操练。

在功能锻炼中，必须着重肌肉主动运动的锻炼，被动运动是主动运动的先导和补充。

180. 何谓狭窄性腱鞘炎？常发生在什么部位？

我们知道任何一根长的肌腱在跨越关节的伸或屈面处，如转折角度或来回滑移幅度很大者，都有坚韧的腱鞘将其约束在骨上，防止肌腱向关节屈面或伸面和向两侧滑移，腱鞘和骨形成弹性极小的"骨-纤维隧道"，腱鞘的近侧或远侧边缘为锐缘，肌腱在此缘上长期、持续摩擦后即可同时发生腱鞘炎和肌腱炎，即水肿、增生、变性等慢性炎症，但因腱鞘坚韧而无弹性，好像是水肿的腱鞘卡压肌腱，故仅称腱鞘炎或狭窄性腱鞘炎。

四肢肌腱，尤其腕、指、踝、趾部的肌腱以及肱二头肌长头腱均可发病。例如，肱二头肌长头腱鞘炎、拇长伸肌与指总伸肌腱鞘炎、腓骨长短肌腱鞘炎、胫骨前后肌腱鞘炎、屈指肌腱鞘炎、拇长屈肌腱鞘炎、桡骨茎突狭窄性腱鞘炎等，其中以后三者最为常见。

181. 为什么手指尤其是拇指及腕部易发生腱鞘炎？

手与腕部的狭窄性腱鞘炎是最常见的一种腱鞘炎，好发于家庭妇女、轻工业工人和管弦乐器的演奏家，这与他们长期快速用力使用手指和腕部有关。手的动作有抓、持、捏、握、弹，除此以外，其余动作都需要拇指的外展和手掌配合，然后手指的掌指和指间关节屈曲。因此腕部的腱鞘炎发病率最高，拇长屈肌腱鞘炎次之，示指和中指的腱鞘炎又次之。

182. 腱鞘炎如何治疗？

腱鞘炎在早期可先行保守治疗，首先使患手休息，局部夹板或石膏托固定3~4周，每日中草药熏洗、理疗或热敷。在此期间可配合注射治疗，即将醋酸氢化可的松注射于腱鞘内，每周1次，每次1毫升，为减轻注射时疼痛可与1.0%普鲁卡因1毫升混合后注射，一般注射3~4次。治疗必须结合预防才能避免复发，无效或屡发者可做腱鞘切开术。

183. 婴儿的拇指不能伸直是怎么回事？如何治疗？

婴儿的拇指不能伸直常是先天性的拇长屈肌狭窄性腱鞘炎（扳机拇指），是拇长屈肌腱纤维鞘壁先天性增厚、腱鞘狭窄，造成拇长屈肌腱在腱鞘内滑动受阻，拇指伸屈受阻、受限。先天性扳机拇指其拇长屈肌腱在狭窄腱鞘的远近端也可发生肌腱肿胀，但多半较轻。

扳机拇指可以自愈，一般在 2~3 岁时自愈，但相当一部分不能自愈。一旦发现婴儿拇指伸屈受限，可先行保守治疗，局部温热敷、轻柔的按摩、局部夹板固定拇指于伸直状态。如效果不明显应尽早手术切开狭窄腱鞘，以免影响拇指发育。

184. 什么是腱鞘囊肿？如何治疗？

腱鞘囊肿是手和足部的关节或腱鞘内的滑液增多后发生的囊性肿物。可为单囊或多囊，由手和足的肌腱或关节的长期过度使用引起，也可由结缔组织的黏液性变所致，好发生腕背部、腕掌侧、足背部等处（图 29）。患者以女性较多，青少年和参加工作不久者较多，起病缓慢，在腕或足背部出现一圆形包块，直径大小 1~2 厘米，表面光滑，基底固定，橡皮样硬度，疼痛和压痛不明显。

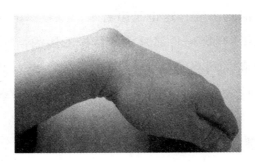

图 29　腱鞘囊肿（腕部）

腱鞘囊肿可以自行消失，但时间很长，而且疗效不肯定。可用外力挤破或用针刺破，但易复发。若囊壁不能挤破或刺破，可用注射针刺入囊内吸尽滑液，再以醋酸氢化可的松和利多卡因注入囊内以使囊壁粘连，对非手术治疗不能成功或反复发作者可手术切除，切除时尽量将囊壁清除彻底，结扎囊蒂，以免复发。

八

骨关节炎

185. 何谓骨关节炎?

骨关节炎又通称为退行性关节炎或肥大性关节炎,是一种波及躯干和肢体的进行性退变性紊乱,以前曾认为此病不是炎性,所以称为骨关节病。但近年来,从病理学上观察到此病病变的组织内有炎性细胞出现,故又称为骨关节炎。其机制仍属一种退行性改变,因此也称为退行性关节炎。其特征是进行性关节软骨消失、骨质增生和出现不同程度的关节僵硬和不稳定,导致功能减退甚至丧失。骨关节炎的主要症状是疼痛和活动不便,这也是患者来医院就诊的主要原因。

骨关节炎是影响肌肉-骨骼系统最常见的疾病,随着年龄的增长,发病率也逐渐升高,到 60 岁以上,20% 的人都患有有症状的骨关节炎。因此不论是社会,还是医学界,都十分重视对骨关节炎的研究。

186. 骨关节炎是怎么回事?

骨关节炎是一种慢性关节病,又称增生性关节炎。根据有无局部原因存在可分原发性和继发性两种。原发性者无明显发病原因,多见于老年人,尤其超重者的下肢承重关节易得此病。老年性组织变性和积累劳损是致病因素。继发性者因局部的畸形、创伤和疾病造成关节软骨的损害,在此基础上发生骨关节病,可发生于任何年龄。

临床上发病比较缓慢,有时因受凉、劳累或轻微外伤才感到关节有酸胀痛，在承重时加重，经过一个阶段的制动，酸痛减轻，但易出现僵硬。当从一个姿势转变到另一个姿势时，常感到活动不便并有酸胀痛，经过活动以后关节又逐渐灵活，酸胀痛也逐渐减轻，但过度活动后又会引起酸胀痛和运动受限，这种情况常在早晨起床或久坐后起立时尤为明显。关节周围无肿胀，可有轻压痛，活动时有摩擦音，关节软骨的磨损及骨质增生将导致骨赘形成和关节畸形。

X 线检查可见关节间隙狭窄、软骨下骨质硬化、关节边缘尖锐并有骨赘形成，关节面下松质骨内可见多数直径 1 厘米左右的小囊腔，有时关节内可见游离体。

187. 骨关节炎的名称有多少？

骨关节炎的名称比较多，除了以上所述的退行性关节炎、骨关节炎以外，还有的将之称为老年性关节炎，因老年人多发而得名，还有的称之为肥大性关节炎、增生性关节炎、软骨软化性关节炎等，上述名称几经改变，从最近的研究表明，此病仍有明显的炎症反应，故称之为骨关节炎较为合适。

188. 何谓原发性骨关节炎？

一般根据致病因素，将骨关节炎分为原发性和继发性两大类。原发性骨关节炎指人体关节常年应力不均而发生退行性变的骨关节病。这种患者无明显外伤史，只是随着年龄的增长，关节囊及关节软骨代谢减弱而发生的退行性改变。其中关节软骨变化最为显著，软骨基质的基本成分硫酸软骨素逐渐减少，这样就会使软骨内的胶原纤维暴露于外，在压力之下而变得脆弱，软骨因承受的压力不均匀而被破坏。有的可以提前或加快变化，有的则发生较迟，发展较慢。过多的关节活动，特别是超负荷、疲劳的活动，容易出现骨关节炎。体重过大可使已经存在的骨关节炎加速发展。所以体育锻炼要适量，过度疲劳的体育锻炼和劳动对身体无益，应劳逸结合。减肥对骨关节炎的治疗也有意义，可以减轻关节的负担，使之"轻装前进"，"不堪重负"的关节是容易患骨关节炎的。

189. 何谓继发性骨关节炎？

创伤、畸形和其他疾病都能造成关节软骨损害，从而导致日后发生骨关节炎，将之称为继发性骨关节炎，有时又叫创伤性关节炎，所以此类骨关节炎不一定发生于老年人，可发生在任何年龄。常见的原因有：①先天性畸形，如先天性髋关节脱位、膝内翻、膝外翻等；②创伤，如关节内骨折、膝关节的半月板破裂；③后天的应力不平衡，关节面不平整，如股骨头缺血性坏死；④关节软组织拉伤引起的不稳定，如踝关节扭伤后遗留韧带及关节囊松弛；⑤长期应用激素，引起关节软骨代谢改变，也可以产生骨关节炎。继发性骨关节炎有时是治疗骨折脱位后的一种并发症，如膝、踝关节整复后力线不佳，导致的继发性骨关节炎。这种情况在临床上多见，为了预防出现骨关节炎，治疗原发病很重要，应引起医生及患者的注意，所以有病早就医，对继发性骨关节炎来说是很贴切的。

190. 骨关节炎的病理变化有哪些？

骨关节炎最早的病理变化发生在关节软骨，先是关节软骨水肿、发生软化、失去正常弹性，其内的胶原纤维暴露，在关节活动时发生磨损。久而久之，软骨深层出现裂纹，关节软骨失去正常的弹性和光泽，变成暗黄色和颗粒状。磨损最大的关节面的软骨剥落，使软骨下骨质裸露。由于不断摩擦，骨面变得很光滑，骨质硬化，呈象牙样。而磨损较小的外围软骨面出现增殖和肥厚，在关节缘形成厚的软骨圈，通过软骨化骨，形成骨赘，即所谓的"骨刺"。由于关节软骨改变，使关节受力的方式也发生了改变，这种受力变化又加剧了病理的进程，于是就形成了恶性循环。

关节受力的变化使承受应力和磨损最大的部位的软骨下骨发生骨质硬化，而受力较少的部位则骨质疏松。软骨下骨发生微细骨折，并引起黏液样和纤维蛋白样变，并与关节相通，形成囊腔，即所谓的囊性变，这样关节可发生变形。

剥脱的软骨片落入关节腔内，形成游离体，也可附着于滑膜上，这些软骨片可刺激滑液分泌，使关节液中黏蛋白增多、液体稠厚，关节囊也相应地发生变性和增厚，使关节活动受限。关节周围的肌肉因疼痛而产生保护性痉挛，进而形成挛缩，使关节活动进一步受限。而关节囊及肌肉的这种变化又会加重关节软骨的病理变化，也是恶性循环，最后导致关节严重的残疾。所以骨关节炎应早期诊断、早期预防、早期治疗，以阻断或延缓其进程，达到功能康复的目的。

191. 骨关节炎的患者有哪些症状？

本病的主要症状为关节疼痛，开始时较轻、呈钝痛，以后逐步加重，因关节的活动而产生摩擦疼痛。由于软骨下骨的充血，患者会感到在静止时疼痛，即休息痛，或关节在某一位置过久或在清晨患者感到疼痛，稍活动后疼痛反而减轻。如果活动过多，关节的摩擦又可产生疼痛。疼痛有时和气候有关，阴雨天加重或天气突变时疼痛加重。疼痛程度因人而异，并不一定与 X 线片所显示的病变一致。有时骨赘增生很严重，但疼痛不一定很重，这与患者的痛觉敏感程度不同有关。关节保持适量的活动可使原有疼痛减轻，外伤、过度活动可加重原有症状。

另一症状是患者感觉到关节活动不是太灵活，关节活动时可有各种不同的响声，如吱吱声、嘎声、摩擦声，休息后不能立即活动，关节出现僵硬状态，要经过一定时间的活动后才能感到舒适，关节有时不能完全伸直或屈曲。

由于关节周围的肌肉痉挛或萎缩，肌肉力量减弱，如膝关节骨关节炎时股四头肌萎缩，患者上、下楼梯困难、打软腿、蹲下起来费劲等症状。

 ### 192. 关节炎的患者为什么能够作"天气预报"？

也许您或您身边的人患有关节炎，这些人往往能够在天气变化之前（如变凉、阴雨）就可以感觉出来，可以预知天气变化，而且往往很准确。而正常人则没有这种能力，为什么关节炎患者可以预报天气呢？

其实很早以前，天气变化对人体的影响就受到了人们的重视，中医中所说的六淫中（风、寒、暑、湿、燥、火）的寒、湿就含有天气变凉、阴雨、寒冷等天气因素。正常人体对于外界气候的变化具有灵敏的调节功能，当空气中温度升高时，气压下降，细胞内的液体就会渗出，增加人的排尿量。当温度降低时，气压升高，液体就贮留在组织间隙内，这种调节是组织的正常功能。而关节炎患者，由于关节组织的病理性改变使得这种调节功能失常，致使病变组织不能随着外界气温的变化而将细胞内液体排出，导致局部细胞内的压力高于周围的正常组织，从而引起疼痛和肿胀。所以当天气变凉、阴雨时患者常常会感到全身不适、关节疼痛或疼痛加剧。而天气转暖或晴好时，疼痛减轻。天长日久，人们就积累了这种关节炎患者能够作"天气预报"的经验。每当关节疼痛发作或加剧时，他们就会说"要变天了"。大多数患者的这种天气预报很准确，有时胜似"气象台"。

193. 骨关节炎患者如何做关节的自我检查？

骨关节炎患者能够很清楚地描述症状，但如何做自我检查却知道得不多。下面做些介绍，以供参考。

（1）检查有无关节肿胀　可双侧对比。做法：将双侧关节放在同一位置或屈曲、伸直角度，观察关节有无红肿、隆起，局部皮肤有无静脉怒张（即许多小血管），双侧关节是否等大，必要时可用皮尺测量相同部位的周长，双侧对比或几次测量结果相比。

（2）检查有无肌肉萎缩　肌肉有正常隆起的轮廓，在收缩时明显，触之较硬、有弹性，如果肌肉萎缩，则肌隆起消失，触之较软且缺乏弹性。

（3）检查关节活动度　双侧对比，和以前对比，用力使关节屈曲、伸直，观察是否受限、是否诱发疼痛。

（4）检查有无关节积液　关节肿胀多是周围弥漫性肿胀，可用手指触动关节一侧，另一只手放在对侧体会有无波动感。如检查膝关节，可一只手压在膝关节上方并向下挤压，另一只手扶在关节下方，用示指冲击或下压髌骨，如果髌骨被压下又迅速浮起，同时感觉到有波动感，说明膝关节内有积液。

（5）检查有无关节摩擦声　这种声音多种多样，患者自己可以诱发出来。可以一只手放在关节处，活动关节时，可体会到关节摩擦时的嘎吱声及弹响声和震动。

通过上述检查，如果发现有异常情况，应及时到医院就诊，以早期诊治。也可以通过上述观察，确定治疗的效果。

194. 人体哪个关节易患骨关节炎？

一般情况下负重大的关节最容易产生磨损，发生关节软骨的退变。所以下肢关节比上肢关节易患骨关节炎，而下肢关节中，膝关节由于负重大、活动多，且易遭受外伤、劳累、风寒刺激，所以患骨性关节炎的机会最大，事实也是如此。其次是髋关节和踝关节，踝关节多发生在扭伤或骨折脱位之后，又常称为创伤性关节炎。在上肢关节中，肘关节多发，手的小关节也较常见。这可能与手的关节活动多、易遭受风寒刺激有关。

195. 人工关节置换术是怎么回事？

提起人工关节，许多患者误以为将病变关节完全去除，安装上一个假的关节，因此产生了一些恐惧心理。实际上这是对人工关节置换术的误解。人工关节置换术是将关节切开，去掉有病变的关节软骨及其下方部分骨质，切除骨刺及增生的滑膜组织，松解挛缩的关节囊，然后将预制好的金属或高分子材料制成的关节假体，通过骨水泥粘着，放置在截骨表面，最后缝合关节。整个手术过程只是切除了病变的部分，保护了关节的正常部分，犹如牙科的镶牙一样，只是在其表面安装了假体。由于去除了病变，所以能达到治疗目的，故建议做人工关节置换术的患者大可不必忧心忡忡，仅凭道听途说的一些内容而自寻烦恼。

196. 人工关节置换术能解决什么问题？

临床实践中常常遇到这样一些患者：由于关节的严重破坏，患者几乎完全丧失了生活自理能力，当他们了解到人工关节置换术可能会出现一些并发症时，常常放弃手术。因为他们想"花了钱，受了罪，还有许多危险，甚至需要再次手术。"

人工关节置换术不仅能解决疼痛、纠正畸形、改善功能，关键在于它能够改善和提高生活质量，体现生命价值，这在年纪较轻的患者中尤为重要。

如果一个20~30岁年龄的人，患有严重骨关节炎或类风湿或强直性脊柱炎，已经卧床或生活不能自理者，由于惧怕人工关节置换术术后可能出现的并发症而拒绝手术，那么这辈子他可能永远地卧床了，他的生活质量和生命价值就难以体现了。从这个角度看，人工关节置换手术，更重要的是提高了患者的生活质量和人生的价值，对家庭、集体，甚至是社会都有很重要的意义。

197. 人工关节到底能维持多长时间？

对于严重骨关节炎的患者，医生根据病情建议行人工关节置换术，而患者及家属常常问这样一个问题"人工关节到底能维持多长时间不坏？"有的医生回答"人工关节虽然能缓解疼痛，纠正畸形和改善功能，但最多维持20年。"患者听了以后，往往拒绝接受人工关节置换术。我们在临床工作中体会到这种说法是不对的，因为大量临床实践已经证明维持10年的成功率超过了90%；国外有的报道维持15年成功率为90.56%。纵然有一些失败的病例，如假体松动、感染、磨损等问题导致人工关节置换术失败，但这些病例有些是由于手术指征及时机选择不当、假体质量不高或操作不熟练所致。这说明只要我们提高人工关节的质量，改进人工关节置换技术，是可以获得更好的治疗效果的。

198. 骨关节炎的X线表现有哪些？

疑似骨关节炎的患者，常需要拍关节的正侧位片，必要时还要拍轴位等特殊体位的X线片。X线片的异常表现有哪些呢？一般包括以下几个方面：

（1）关节肿胀　显示关节周围软组织增厚、肿胀、层次不清，关节囊外的脂肪层常常显示模糊，严重者关节周围的软组织成梭形肿胀。当软组织肿胀并发生关节积液时，可出现关节间隙增宽，关节囊阴影膨胀突出。

（2）关节内游离体　骨关节炎骨质或软骨破坏，形成碎屑脱落到关节内，进而形成游离体，或者滑膜由于炎症刺激肥厚增生，继而钙化，这种钙化的增生滑膜，可脱落至关节腔内，形成游离体。由于滑液可以继续为游离体提供营养，所以它可以继续增生。这种钙化的游离体，能在 X 线片上显现出来。

（3）关节退行性改变　早期关节边缘锐利，呈唇状骨质增生，继而关节腔变窄、不规则，关节面可以出现硬化，硬化区下可有疏松征象，甚至关节面骨质有囊肿形成。

（4）关节破坏改变　可出现单纯的关节腔狭窄，这说明关节软骨被破坏，继之出现关节面不光滑、模糊和关节面的骨质缺损，致使关节半脱位或全脱位。

199. 正常关节的 X 线表现是什么？

要认识关节病的 X 线表现，必须先了解正常关节的 X 线表现。正常关节的 X 线表现包括以下几个方面：

（1）关节腔　X 线上表现为关节间隙。正常关节间隙即两个关节面之间的缝隙，内外均匀一致，双侧关节间隙通常等宽对称。由于关节软骨不显影，所以关节间隙包括关节软骨、关节间纤维软骨和真正的关节腔。关节间隙的大小可因关节、关节内成分及年龄改变而变化。新生儿因骨骺二次骨化中心尚未出现，因此 X 线下关节间隙极宽。当二次骨化中心出现以后，间隙较前变窄，但因为仍有骨骺软骨包绕，仍比正常间隙宽，待骨发育成熟、骺线消失后，关节腔才能达到正常宽度。

（2）关节面　X 线上所表现的关节实际上是极薄的致密骨质构成

的边缘光滑锐利的软骨下骨板。

（3）滑膜和韧带一般不显影。

 200. 骨关节炎如何治疗？

骨关节炎是一种慢性病，首先应解除患者的思想顾虑，本病虽有一些痛苦和不便，但一般均不引起严重残疾。注意保暖，防止过度疲劳，适当参加一些运动，如早操、慢跑、太极拳等，勤洗热水澡，适当理疗、按摩。除此以外尚有下列治疗方法：

（1）药物治疗　口服消炎痛、保太松等药物可缓解疼痛，但不宜久服，必要时可应用肾上腺皮质激素但不宜长期服用，还可服用中药。若有局限性压痛，可采用封闭疗法。

（2）关节灌洗疗法　通过关节镜持续向关节腔内注入生理盐水，并不断吸出冲洗液，借以排出关节腔内的渗液、代谢废物、碎屑、结晶体和游离体，减少有害物质的刺激从而减轻和消除关节的疼痛。

（3）手术治疗　若患者有持续性疼痛或进行性畸形可考虑手术治疗。手术方法依患者的年龄、性别、职业和生理习惯等因素决定。

201. 骨关节炎患者的保守治疗有哪些？

对骨关节炎患者的治疗主要是为了缓解疼痛、纠正或预防畸形的发生，保持关节功能良好，所以保守治疗包括以下几个方面：

（1）功能锻炼　对骨关节炎的患者，过多活动会使症状加重，而不活动又可使患者关节功能丧失得更为严重，所以适量的活动非常重要，一般要因人而异，以达到活动关节又不致加重原有症状为度。除此之外，要做关节周围肌肉的收缩练习，以防止肌肉过度萎缩，一般每小时锻炼 5~10 分钟，休息时将关节置于功能位。

（2）药物治疗　消炎止痛剂的应用，如肠溶阿司匹林、芬必得、布洛芬、扶他林等，可选择使用，尽量不要用皮质激素。

（3）去除一些加重病情的因素　如肥胖者要减肥。

（4）可选择应用一些理疗方法　如热敷、离子透入、电热疗法、电磁波等。

（5）避免着凉、潮湿、寒冷的刺激，可佩戴护膝、护踝。

（6）减少加重疼痛或诱发症状的动作　如膝关节骨关节炎的患者减少下蹲次数、使用坐便器等。

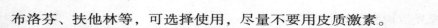

202. 骨质增生是怎么回事？

骨质增生，又称骨刺、骨赘。是骨科门诊最常见的一种影像学表现，经常有患者拿着 X 线片来找医生谈："我有骨质增生了""我腰椎骨质增生很严重""我关节长骨刺了""骨刺能消失吗"等。许多患者对骨质增生存在恐惧心理，甚至千方百计地要消除骨刺，但事与愿违，徒增烦恼。这种谈骨质增生色变的情况是对骨质增生不了解造成的，甚至很多医生对此也不甚了解，现对骨质增生做一下讲解。

骨质增生不是病，是一种退变表现。

众所周知，人体骨骼的发育起始于大概胚胎第 8 周，间充质定向分化为骨的雏形，扁骨为膜内成骨，四肢长骨为软骨内成骨，在以后的发展过程中成骨和破骨形成了对立统一体不断地进行骨的改建，最后到成人骨的形态。如脊柱和四肢骨，先有初级骨化中心，出生前又出现了次级骨化中心，前者形成骨干，后者形成骺，骺的关节端形成关节软骨，相对应的关节软骨形成关节面。骨干与骺之间有骺软骨，使这些结构成为骨增长、增粗的主要因素，尤其是下肢骺软骨，是人体长高的重要因素。当发育到一定年龄（18～20 岁）时，骺软骨停止生长，骨骼发育完成，不再增长，此时进入成人阶段，这个时期骨及关节维持动态平衡。

以后随着年龄的增长，加之活动、外伤、疾病、营养等各种因素的影响，到老年期骨骼进入衰老阶段，此时组成关节的关节软骨同骨骼一样，随着磨损的加重，软骨变性、变薄，边缘处软骨则代偿性增长，这些增长的软骨基底部分发生骨化，其形态基底宽，远端细窄，形状如刺，X线可以表现出所谓的骨刺或骨质增生。这如同人老了头发变白、皮肤松弛、出现老年斑一样，都是自然规律的表现，所以不必为此担忧。

203. 骨质增生的病因有哪些？

引起骨质增生的病因很多，重体力劳动、创伤、体重过大、运动量过大、营养不良等均是加重或诱发骨质增生的因素，病因归纳如下：

（1）病理学因素　各种原因引起的软骨损害、软骨下骨硬化（主要为负重区域），结果导致骨质边缘骨赘的增生、干骺端血流量增加及各种类型的滑膜炎。如腰椎随着时间的推移，在25岁左右椎间盘就发生退行性改变，椎间盘的纤维环中的成纤维细胞不断地增生，逐渐化生为软骨细胞，一部分化生出来的软骨细胞，通过增殖达到并越过了椎间盘的边缘，在腰椎间盘边缘产生软骨内骨化，最终变为增生的骨质及骨赘。有学者发现腰椎间盘退变的程度与腰椎外侧纤维环中血管增加程度是成正比的，腰椎边缘骨质的增生及骨赘的形成与血管向椎间盘内生长有关。所以老年人几乎均有腰椎骨质增生，重体力劳动者、运动员等发生腰椎骨质增生的概率较高且较为提前。

（2）组织学因素　各种原因导致的软骨表面早期破碎、裂开，使软骨细胞增生的同时伴有软骨细胞的修复，边缘骨质及骨赘增生；到达后期软骨组织彻底遭到破坏，其表现为：软骨消失、硬化，软骨下方局灶性的骨坏死。软骨下骨硬化是骨质增生的另一个病理特征，在骨质增生的发展过程中软骨下骨起到了很重要的作用，甚至是骨质增生的始动性因素。

（3）生物力学因素　不正常的负重及异常应力可以加速关节软骨退变，当关节软骨出现退变时，关节软骨的抗压力、抗剪切力、可伸张性降低，软骨组织的通透性降低，软骨中水分含量增加，导致软骨不断肿胀、骨硬化，这会进一步加重生物力学紊乱，进而又会加重软骨破坏，形成恶性循环，所以一些膝内翻或膝外翻的患者年纪轻轻就出现了关节退变、骨质增生。肥胖也可以使关节较早地发生退变。蒙古牧民多以骑马代步，虽然几乎均有不同程度的膝内翻，但关节退变并不严重也是这个道理。

（4）其他因素　骨质疏松、骨与软骨生化改变及营养不良，钙剂的流失过多，钙剂补充不足，机体对钙剂转化及吸收差，均可加重骨质增生。

204. 骨质增生的常见部位及其特点是什么？

骨质增生的常见部位目前并无通用的分类方法，可以根据部位分为颈椎、腰椎、膝关节、踝关节、手腕关节等骨质增生，许多原因引起的关节炎均可以有多关节的破坏及骨质增生的表现。特定部位和骨质增生的形态可以作为诊断的依据。相邻腰椎椎体前缘平直指向前方的骨赘预示着这个节段不稳定，即所谓的"牵拉骨刺"；如果相邻椎体前缘或侧缘骨赘相向生长呈唇样骨刺，预示着向稳定发展，有可能由不稳定过渡到稳定；如果这些相向的骨赘相互融合，说明该节段已经稳定了，往往合并韧带骨化；如果相邻骨刺巨大而且均平指向前方或侧方延伸，说明该节段不稳定已经较长期存在。在胸椎前缘数个节段椎体前缘骨刺连接成一体，多是前纵韧带骨化。肥大性脊柱炎的患者有多节段腰椎骨刺巨大并且相互融合。强直性脊柱炎由于是韧带附着处炎症，此处的骨质吸收破坏，椎体上下缘的骨质被吸收，非但没有骨质增生，反而连正常的弧形形态也消失了，呈现"方椎畸形"，晚期前后纵韧带及关节突关节连成一个整体，但椎间盘多无变化，所以呈现"竹节样变"。髋关节骨关节炎除表现为关节间隙狭窄外,多存在髋臼缘骨质增生而股骨头并无塌陷,有时还存在髋臼内或股骨头内囊性变;股骨头坏死则主要表现为股骨头塌陷变扁但多无髋臼骨质增生。膝关节骨关节炎多在胫骨近端、股骨远端、髌骨边缘出现骨质增生,有时骨赘还很巨大。膝内翻患者关节内侧骨质增生明显且内侧间隙变窄;膝外翻则相反。踝关节骨质增生多提示为创伤性关节炎,肩峰骨质增生常造成肩峰下狭窄,引起肩袖损伤,类风湿关节炎多为手足多关节病变,骨质增生多发且程度不一。骨质增生的上述特点对疾病鉴别诊断可以提供帮助。

205. 骨质增生会引起症状吗?

需要指出的是症状往往与骨质增生的形态大小无直接相关,所以临床上很难明确哪些症状是骨质增生引起的,哪些不是。骨质增生一般不会引起症状。相反骨骼在退变过程中为了代偿异常应力而产生的骨质增生,有一定的积极作用,但同时又反映了存在异常应力。重要的是它一般不会引起疼痛或功能问题,往往是在体检拍片过程中发现了骨质增生。临床上许多人骨质增生很严重但没有症状。即使有疼痛,但疼痛消失了,但骨质增生依旧存在。也有患者疼痛很重,但并没有骨质增生或骨质增生很轻微,所以骨质增生形态大小与症状不一致,不成正比关系,更不是一种疾病。不要笼统地将疼痛等问题归于骨质增生,这样既耽误了病情,又有可能造成不必要的心理负担。再者骨质增生不会因为吃一些药物而消失,目前各类所谓的抗骨质增生药物可能有一定的止痛作用,但不能也不会消除骨刺,许多广告的疗效并不可信。临床上许多患者因为服药后骨质增生没有消失或变小而就医,白白地增加了经济和心理负担。

但在一些情况下要注意骨质增生是引起症状的原因,在颈椎、腰椎骨质增生可以使椎间孔变小、狭窄而压迫颈神经根或椎动脉,引起颈部疼痛及上肢放射痛等；颈椎前缘巨大骨赘可以刺激咽后壁而出现异物感、咽喉部不适等；腰椎后缘骨质增生可以造成椎管狭窄，压迫马尾或硬膜囊而产生下肢坐骨神经痛、间歇性跛行等；上下关节突增生可以造成侧隐窝狭窄而压迫其内的神经根产生相应的症状体征。膝关节骨质增生往往和滑膜炎同时存在，与疼痛不直接相关，但巨大骨刺却可以成为关节绞索、突然运动障碍及剧痛的原因。跟骨骨刺几乎与跟痛症伴发，但往往与疼痛无关，即使跟痛症消失了，骨刺仍存在，再者许多跟痛症患者并无跟骨骨刺。

骨质增生并不是一无是处，如腰椎前缘的骨刺可以将其前方的大血管如腹主动脉、下腔静脉推向前方，使血管与椎体的距离加大，这样可以使椎弓根螺钉损伤大血管的概率下降，使手术安全性增加；人工股骨头置换时如果髋臼后缘的骨赘适当保留可以使假体脱位的风险降低。所以要具体问题具体分析，不能一概而论。

206. 如何判断是否有骨质增生？

骨质增生好发生于中年以上人群，男性多于女性，从事重体力劳动者及运动员为骨质增生的高发人群，查体无特异性。X线影像是发现有无骨质增生的主要方法，一般拍摄正、侧位片即可，CT可以发现不同程度骨质增生，MRI一般不用于骨质增生的判断。

207. 骨质增生的预防及治疗有哪些？

（1）避免长期、剧烈地运动　临床研究表明：过度的、长时间的、大运动量地活动（运动）是产生骨质增生的原因之一。尤其对于脊柱、膝关节、髋关节等负重关节，过度的剧烈运动使骨关节面承受力增大、软骨细胞破坏及磨损加快，可以使骨关节及韧带、肌肉、血管及神经过度地受力及牵拉，导致韧带、肌肉、血管及神经损伤，承受力不均，出现骨质增生。

（2）适当地进行活动及适度地体育锻炼　避免长时间剧烈地活动，并不意味着不活动就好，恰恰相反，适当地进行活动及适度地体育锻炼是预防骨质增生的有效办法之一。在骨关节中，关节液为关节软骨提供营养，依靠身体适度运动时的"挤压"作用，关节液才能够进入软骨，供给软骨营养，促进骨的正常代谢活动。适度地活动，可以使关节腔内部的压力得到充分地调节，增加关节液对软骨的营养及渗透，延缓软骨的退变，对骨质增生有明确的减轻及延缓作用。因此，适度地活动有利于骨质增生的康复，适度地活动能够缓解骨质增生部位的疼痛，减轻骨质增生造成的功能障碍，最大限度地改善患者的劳动能力，提高患者的生活质量。

（3）及时发现及正确治疗骨关节的损伤　骨关节的损伤包括：骨损伤和骨周围软组织的损伤。骨关节损伤、关节内骨折是诱发骨质增生的直接原因之一。由于骨关节软骨损伤、破坏，骨折及关节面未达到解剖复位、固定不牢固等因素，导致软骨面欠光滑，骨折畸形愈合。继而发展成为创伤性关节炎，最常见于踝关节。对于骨关节损伤的患者，要及时诊治，使关节软骨复位平滑，骨折达解剖复位并加强固定，可以延缓骨质增生发生。

（4）减轻体重　诱发骨质增生的重要原因之一是体重的超重。正常人体的体重指标为：身高厘米数减去 105 厘米所得数值为标准体重公斤数。随着经济的发展，物质生活不断改善，体重超重人群逐年增加。超重的体重加快磨损骨关节的软骨，所产生的压力不能均匀地施加于关节软骨面，造成软骨面力平衡失调，诱发骨质增生等退变。因此减轻体重可以预防关节部位的骨质增生。

治疗：应在确诊后对因治疗，而不是治疗骨质增生。如膝关节骨关节炎的保守治疗主要是对症治疗，疼痛时，可服解热镇痛的非甾类消炎止痛药：芬必得、布洛芬等。关节肿胀有积液者可给予局部抽取积液或局部封闭等疗法缓解疼痛。神经根受压出现麻木、感觉障碍者可选用维生素 B 族类药物等。

总之，要正确认识骨质增生，患者不要轻信广告，有病及时到正规医院就医；全科医生及基层工作的同仁应较全面了解骨质增生相关知识，及时宣教，可以造福社会。

208. 手法按摩能消除骨刺吗？有无消除骨刺的特效药？

近年来，各种小报、广告大量刊登治疗骨刺特效药的广告，什么各种"灵""贴""膏"一应俱全，大有灭骨刺于不复再生之势，其实呢，许多患者纷纷服用，还是不见骨刺变小，于是浪费了大量钱财。

临床上经手法治疗或服用一些货真价实的中药、西药后，患者症状完全消失或减轻，但 X 线拍片骨刺仍然存在，这说明引起临床症状的直接原因并不在骨刺，也说明骨刺是不能用手法及药物所能消除的，并无消除骨刺的特效药！可见骨刺多数情况下并不意味着是病，而是一种生理性的组织反应，所以单纯有骨质增生，不必特殊治疗。只有确认骨刺是造成疼痛的主要原因时，才需针对骨刺进行治疗。

九

全身性疾病与关节炎

209. 松毛虫性骨关节炎是怎样一种疾病?

松毛虫性骨关节炎是由于人体接触松毛虫后引起的局部皮炎和关节肿痛等症状为主的一种变态反应性骨关节疾病。以夏秋两季最多见，局部地区甚至有暴发流行。发病机制尚未明了，也有人认为与中毒、感染等有关。

患者于接触松毛虫和其污染物后的当天或数天后发病，起病2~3天可有发热、畏寒、头痛、头昏、全身无力、食欲减退，局部淋巴结肿大。四肢暴露部位的皮肤瘙痒、潮红，出现不同类型的斑丘疹，指缝间出现水疱。较少数患者在四肢、腰臀、会阴部等处出现单发的硬块、疼痛，硬块无明显边界。一定时间后可液化而有波动，局部穿刺能抽出黄绿色黏稠的胶状液或呈血性液。更多的患者表现为关节局部红、肿、热、痛及活动障碍，多为四肢暴露的小关节，单关节发病者多，约1/3的患者侵犯多关节，或一关节发病后，另一关节又发病。疼痛剧烈，呈持续性刺痛，阵发性加剧。夜间尤甚，影响睡眠。大关节受累时症状较重，病情迁延数月或数年，约1/5的患者有复发。有的患者皮肤穿破，流黄色稀脓液，经久不愈。后期可形成关节畸形、强直、肌肉萎缩，以至关节功能部分或全部丧失。X线检查：①局部关节或软组织持续性肿胀；②多侵犯关节骨端或肌腱附着的隆突部；③急性期见骨质疏松合并单发或多发小圆形的骨质破坏。慢性期有骨质增生、硬化，形成"小环形征"，可出现关节强直。

210. 松毛虫性骨关节炎如何预防和治疗？

松毛虫性骨关节炎治疗不当时常遗留功能障碍，甚至残疾。因此，在该病流行地区应做好预防工作，患病后应及时、正确地治疗。

预防本病应了解松毛虫的生长过程，松毛虫有6个龄期，1~2龄期无毒毛，3~4龄期毒毛尚不发达，5~6龄期则毒毛及毒腺高度发达，为致病的时期。成茧时，毒毛丛立于茧壳外，亦有高度致病性，故在松毛虫生长的早期，大面积喷药杀虫可避免松毛虫病；若后期杀虫，大量死虫跌落地面或水中，极易致病，应当封山，雨水冲洗后方可进入；要加强个人防护，避免松毛虫或其茧接触皮肤，不要进入松毛虫污染的水中作业，所捉的虫及茧应集中火烧。接触松毛虫后，立即局部用肥皂水、草木灰水冲洗或涂淡氨水、清凉油。

治疗松毛虫性骨关节炎的原则是：急性期以抗过敏、止痛、消炎、制动为主，若有继发感染，加用抗生素。口服消炎痛、泼尼松等，也可使用疏风解毒、止血、补肾的中草药，疗程需20~30天，此期间应适时、适当地功能锻炼。晚期以手术治疗为主，如病程超过半年且经非手术治疗无效时，严重影响劳动和生活、关节变形严重影响其功能者以及关节病变部有窦道，久治不愈者，则需手术治疗。手术方法主要是切除关节滑膜、软骨和受累的软骨下骨质，必要时需行关节融合术。

211. 有些牛皮癣患者为什么会出现关节炎？

牛皮癣亦称银屑病，此类患者较一般患者易患关节炎，据统计牛皮癣并发关节炎者约占2.6%~7%，称其为牛皮癣关节炎，为血清阴性、非HLA-B27阳性关节炎。病因不明，一般认为是因皮肤病变产生毒素引起的关节炎。病理变化是病变关节滑膜水肿、关节腔积液、滑膜增厚。严重者关节软骨破坏、骨端吸收、关节脱位或半脱位，甚至强直。其症状与类风湿关节炎很相似，但患者多在 35～40 岁时发病，男女之比为 3：2。最常见的表现是手、足小关节单个或少数关节发病，不对称。关节肿胀、疼痛、皮肤发亮，可缓慢或突然发病，反复发作，时好时坏，疼痛呈游走性，很少累及掌指或跖趾关节而多见于远侧、近侧的指（趾）间关节。有一类同时有腕、膝、髋、肘关节受累；还有一类与强直性脊柱炎相似，累及骶髂关节和脊柱。大多数患者指（趾）甲有牛皮癣改变，如指（趾）甲小点状凹陷、甲板肥厚、混浊、脆裂等。X 线检查：早期侵犯骨骼，先有骨质疏松，以后密度增加，关节腔变窄，关节面被侵犯，骨干萎缩，严重时骨端破坏。后期骨质增生，受累关节僵硬、半脱位或脱位。本病目前尚无有效治疗方法，可采用中西药物治疗牛皮癣的同时，按照类风湿关节炎的治疗方法处理关节炎，采用休息、口服维生素 B_{12} 或多种维生素，口服大量阿司匹林，或可应用甲氨蝶呤、硫唑嘌呤等，我国草药雷公藤、山海棠有一定疗效。

212. Reiter 综合征如何诊断和治疗？

本病由 Hans Reiter 最先报道而得名，具有四个临床特征：急性尿道炎、结膜炎、关节炎、黏膜及皮肤病变（口腔溃疡或阴茎龟头溃疡、脓疱疮或皮肤红斑）。当关节炎存在时，再加上其他两个临床特征即可做出诊断。多为中年男性，男女之比为 50：1。最初出现症状有尿频、尿急和排尿痛等尿路刺激征，持续数日至 2～3 周自愈，上述症状出现后，几天之内出现卡他性结膜炎：两眼结膜充血、流泪、羞明等，1～3 周内自愈。最后出现全身关节疼痛、红肿，活动受限，负重性关节，尤其是膝、踝及足部小关节最常被累及。病程迁延，反复发作，个别患者发病早期有急性肠炎症状，如腹痛、腹泻。皮肤可出现脓疱疮或红斑，口腔内无症状溃疡及龟头黏膜溃疡，并可见手掌或脚掌有过度角化丘疹。化验白细胞计数增多、血沉增快，血清免疫球蛋白增多则更有利于诊断。X线检查：与类风湿关节炎和强直性脊柱炎相似，很多患者可无关节变化。骨质疏松、跟骨骨膜炎、跟骨骨刺成为本综合征的特点。

本病无特殊性治疗，虽易复发，但每次发作多能自愈。病初的1周内，可先用青霉素、链霉素和四环素类抗生素。尿道炎的刺激征可做下腹部温敷并碱化尿液；结膜炎可用眼药滴眼、冲洗；对于皮肤、黏膜病变亦对症处理；关节炎则于急性期应休息、理疗，预防畸形发生，可口服吲哚美辛（消炎痛）、保泰松，肾上腺皮质激素效果较好，宜用泼尼松40毫克/日，1~2周后改维持量，至于慢性期出现畸形可选用外科手术治疗。

213. 假痛风特点是什么？

本病又称焦磷酸盐关节病或关节软骨钙化症，以钙盐沉着于一个或多个关节内的透明软骨和纤维软骨为特征，其急性和慢性症状类似于痛风性关节炎，因此称之为假痛风。发病年龄多在40岁以上，男女之比为3：2。好发于大关节，以膝关节最多，其次为髋、肩、肘、腕和掌指关节。急性期常表现为一个或多个关节突然发作疼痛和肿胀，疼痛逐渐加重，24~48小时达到高峰，可持续数小时至数周。多伴有低热和关节肿胀、压痛及积液。关节穿刺可减轻症状，抽出的关节液为炎性，内有大量白细胞，黏稠度低，并有焦磷酸钙结晶。据观察，本病以进行性慢性关节炎伴有急性发作者最多，反复的急性关节炎发作可发生于同一关节或新发的关节，多数患者可反复发作上百次，病程长达十几年至数十年。至于慢性期，关节不肿胀，但常有屈曲挛缩，以膝、肘关节多见，抽出的关节液呈非炎症性。X线检查：关节软骨钙化，呈双侧对称性。纤维软骨和透明软骨均受侵犯。冈上肌、肱三头肌、跟腱等处的滑囊、韧带和肌腱可出现钙化，并伴有中度至重度的关节退行性变。治疗上在急性发作期口服消炎痛、保泰松或其他抗感染药物，在关节穿刺抽液后注入皮质类固醇药物，能控制急性发作和防止复发。

214. 淋病性关节炎有哪些表现？

淋病是由淋病双球菌引发的泌尿生殖系统的化脓性感染，是传统性病之一。近年来，本病又死灰复燃，广泛地流行起来，发病率居性病之首。因淋病引起的关节炎又称淋病性关节炎，会对关节造成严重破坏，故应警惕本病的出现。淋病有可能潜伏多年，后突然以泌尿生殖系的感染、关节炎、结膜炎等出现。淋病性关节炎多在患生殖器淋病后 1~4 周发生，病理变化与急性化脓性关节炎相似，滑膜充血、水肿和白细胞浸润，关节软骨被破坏并形成关节内纤维性粘连从而造成关节纤维性强直。其临床表现常先有轻度的多发性关节痛，不久后主要症状即出现于某一大关节，好发于膝、踝，其次为腕、肩、髋。关节呈红、肿、热、痛，关节旁软组织弥漫性肿胀，并有体温升高，化验白细胞计数增多，血沉加快。发病 10 日内，在关节液内可找到淋球菌，10 日后则多为阴性。淋病性关节炎往往和腱鞘炎同时发生，最易发生部位是腿和臂的远端伸、屈肌肌腱的鞘膜，腕关节及踝关节易受累，表现为肿胀、触痛、发红。关节炎的 X 线检查：显示关节间隙轻度狭窄，可有关节骨面的小范围吸收破坏，邻近可以有轻度骨膜增生。本病治疗仍首选青霉素及磺胺类药物，关节应暂时固定，并可做关节穿刺抽液，辅以理疗。过急性期后适时地做关节活动及肌肉锻炼，以利恢复关节的功能。强直的关节可选择关节成形术及融合术。

215. 什么是梅毒性关节炎？

梅毒是以梅毒螺旋体为病原体的性传播疾病，骨骼、骨髓及骨膜是梅毒敏感部位。梅毒性关节炎分为先天性和后天性两种。

先天性梅毒性关节炎很少见，包括婴儿期的梅毒性骨软骨炎所引起附近关节炎和儿童期的梅毒性滑膜炎，多见于膝关节。特点为无疼痛和受累关节附近骨质无病变。同时应具有其他梅毒特征：角膜炎、皮肤病、黏膜斑及血清试验阳性。

后天梅毒性关节炎有三种类型：①梅毒性关节痛，发生于二期梅毒患者。常侵犯四肢大关节，双侧对称发生，初起症状较轻，疼痛呈钝痛，夜间及休息时加重，症状严重者有肿胀、压痛和关节积液。②第三期梅毒患者出现树胶肿性关节炎，发病率占晚期梅毒的10%。好发于膝关节，为关节滑囊周围的炎症性浸润。滑囊渗出性肿胀，导致关节软骨纤维化或关节面组织缺损，影响活动。滑囊周围可触到无痛性结节，后期可有关节畸形或强直。③夏科（Charcot）关节炎：是一种由神经系统疾病引起的关节炎。临床表现为患病关节高度肿胀，但不痛，关节囊松弛，关节不稳定，触诊可发现关节内有自由活动的骨块，关节呈半脱位或全脱位，局部压痛不明显。

梅毒性关节炎应针对梅毒做抗梅毒治疗，夏科（Charcot）关节炎一般只能用支架支持，严重破坏的关节常需截肢或关节融合术。

 ### 216. 什么是褐黄病性关节炎？

本病罕见，于近亲结婚的子女中多发，属遗传性、先天性代谢障碍性疾病。由于缺乏尿黑酸氧化酶，使体内酪氨酸和苯丙氨酸的新陈代谢产物尿黑酸未完全氧化，尿黑酸对于某些组织，尤其是软骨具有亲和力，并使之变脆、变色，易于碎裂，而造成继发性退行性关节炎。

褐黄病出生后即存在，久置的尿液会变黑，是婴儿与儿童期的唯一表现。30~40岁才发病，男多于女，约为2:1。于中年以后在巩膜、耳、鼻等处出现褐色色素斑，有灰蓝色的皮肤色素沉着伴多发性关节疼痛，躯干僵直，四肢关节活动不灵。尿色变黑，出现尿黑酸，汗液也会使衣物染黑。X线片表现：四肢关节与一般退行性改变相同，关节间隙狭窄、关节面硬化，边缘有骨刺形成，可有关节积液和较显著的骨质疏松，肌腱和关节周围可有钙化影。脊柱的X线改变较具特征性：脊柱骨质疏松、椎间隙略窄、连续多个椎间盘钙化、呈扁薄椭圆形或双重横行层状。椎体边缘有骨赘和韧带钙化，腰椎尤为显著，生理前凸曲度消失，而胸椎常呈显著后突。

本病尚无有效治疗方法，尽量少食用含有酪氨酸和苯丙氨酸成分的食品，口服大剂量的维生素C，可减少尿黑酸的生成。

217. 月经前水潴留综合征是怎么回事？

有一种妇女特有的常见病，在月经前因水潴留引起双侧髌下脂肪垫病变，称其为月经前水潴留综合征。通常于月经前7～14天髌下脂肪垫肿胀，膝关节在伸直位或过伸位时，脂肪垫内神经丛受到挤压，从而引起胀痛，覆盖脂肪垫的滑膜也受到挤压。这种创伤每月重复一次，逐渐使脂肪垫肥大、纤维化和滑膜渗液。本病突出的症状是活动时膝前部或深部疼痛，休息后缓解。膝完全伸直时疼痛加重，稍屈曲则消失。髌韧带两侧肿胀，于膝伸直负重时最明显，活动后膝关节反复积液，休息后可很快消失。病情发作时局部皮温可升高。髌韧带有明显的深压痛，强力被动伸直膝关节引发疼痛或不适。一般女青年或年轻妇女病史较短，双膝关节疼痛不严重，穿高跟鞋时疼痛可缓解，而成年妇女则有多年病史，两膝疼痛，常一侧较严重。老年患者可只累及一侧膝关节，但另一侧膝关节也曾经患过病。诊断月经前水潴留综合征还应除外半月板囊性脂肪瘤、滑膜瘤、髌骨半脱位、髌骨软化症等疾病。

本病治疗上可让患者做股四头肌功能锻炼，并可垫高鞋跟。必要时服用布洛芬、维生素E等对症治疗。严重病例可手术切除脂肪垫，有条件者可使用膝关节镜检查和治疗。

218. 何谓血友病性关节炎？

血友病是一种伴性遗传性凝血因子缺乏病。通过携带血友病遗传基因的女性遗传，发病于其男孩的达半数。关节内出血是血友病最常见的，约占总病例数的2/3。关节内反复出血后，导致关节退行性变，称为血友病性关节炎。

该病主要是在儿童时期表现为关节内反复出血，重症者在开始走路时就见有关节内出血。一般8岁后发病率增加，治疗正确及时，关节病变可以很轻，甚至不发生；处理不当则将加重。30岁以后关节内出血的发病率下降。关节血肿好发于膝关节，也可累及踝关节、肘关节、肩关节、髋关节。有人将本病分为三期：Ⅰ期为出血期，关节内突然急性出血伴有剧痛、关节明显肿胀、皮温高、压痛明显、运动受限、关节呈保护性僵直状态。有时伴发热，白细胞计数增多，易误诊为化脓性关节炎。切勿穿刺或切开，否则有致命危险。血肿吸收缓慢，需3~6周。Ⅱ期为炎症期，关节内反复出血，关节囊及滑膜增厚，继发关节肿胀、运动受限，运动时伴有摩擦音。Ⅲ期为退变期，关节运动严重受限、肌肉萎缩，在膝关节多出现屈曲、挛缩、畸形，甚至严重致残。本病首次发作时诊断比较困难，轻微外伤造成关节血肿或既往有出血倾向者应怀疑本病的可能，并化验检查。若凝血时间延长，结合凝血酶生成试验TGT等可证实诊断。除了关节病变外，在筋膜下、肌肉内、骨膜下及骨内都可出血造成血友病性囊肿。X线检查在不同时期可见骨质正常、骨质疏松、骨囊肿、关节破坏等情况。

219. 血友病性关节炎如何预防和治疗？

预防血友病性关节炎的发生，最重要的是对易患本病的儿童要防止出血，日常生活中应注意避免外伤或剧烈活动。并应禁止服用阿司匹林、消炎痛、保泰松等药物，因为此类药物可抑制血小板，影响凝血。近年来应用含有凝血因子Ⅷ及凝血因子Ⅸ的血浆，不仅能控制出血，也可预防骨关节畸形的发生。

治疗上分为急性出血的治疗和关节病的治疗两个方面。

（1）急性出血的治疗　少量关节内出血时，经弹力绷带及简单制动，3~6周后积血即可吸收，然后小心地开始小范围的自主活动，以预防关节挛缩、畸形。较大量的膝关节内出血时，可在补充相应的凝血因子的控制下，应用细针头穿刺。如果不采用凝血因子控制出血或控制出血无效时，一般应避免穿刺。为了防止关节强直、畸形，关节内可注射透明质酸酶预防。对于关节内渗出不见减轻者，可加用肾上腺皮质激素5~6天。为预防感染，配合抗生素全身应用。对于关节疼痛剧烈者，可用哌替啶（度冷丁）、可待因等。急性出血期的患者禁止热敷，应卧床休息，抬高患肢并采用冷敷，加压包扎及制动。

（2）关节病的治疗　在青少年时期为了预防关节挛缩、畸形，可以将关节被动伸直，并注意伸肌功能锻炼，夜间可使用石膏夹板。对于已造成关节屈曲、挛缩、畸形者，也可以在抗血友病因子控制下手术治疗。

220. 什么是布鲁杆菌性关节炎？如何治疗？

布鲁杆菌性关节炎，简称布氏菌性关节炎，我国西北、西南和内蒙古等地均有发病，发病率在8.9%~14.6%之间，其中以内蒙古为最高。布鲁杆菌抵抗力强，在土壤中可存活2~40日，畜制品中可存活40日，羊毛中可存活1.5~4个月。病原菌可经皮肤、消化道、呼吸道、眼结膜等途径感染，可以使脊柱、膝、髋、骶髂、肘、肩、踝、腕、肩锁关节等大关节受累。发病时多有全身性布鲁杆菌病的表现，出现波浪热或弛张热、不规则热和消耗热型，可伴有咳嗽、咳痰，甚至吐血痰，衄血、便血、脑膜出血、心动过速、心肌炎，还可有多汗、倦怠、腹痛、腹泻、便秘、肝脾肿大、睾丸炎、附睾炎等，严重的可出现精神神经症状。发病关节呈明显关节炎表现，关节周围有肿胀、压痛，伴有关节游走性疼痛。若关节试行穿刺，可抽出草绿色带血渗液。血液化验白细胞计数略增多或减少、淋巴细胞增多，血沉加快；布鲁杆菌病血清凝集试验的凝集效价超过200以上，或连续观测其效价比首次上升4倍以上。感染3~6个月后X线片显示关节周围软骨下有明显圆形破坏区。对于是在林牧区发病，或与皮毛业有关的工作人员发病，具有上述症状者可考虑本病。

治疗该病可分为全身性治疗和局部治疗。全身性治疗：卧床休息，多进热饮，四环素族抗生素静脉滴注，每日2克，连续2周；磺胺嘧啶每日4~6克与链霉素每日1克合用应持续2周。局部治疗：关节制动，关节局部链霉素注入，关节积液抽吸后再以厚棉垫加弹力绷带包扎，一般不宜做切开引流。

221. 肺性肥大性骨关节病是何种疾病？

本病又称Marie-Bemberger综合征，较少见。多继发于胸部疾患，如肺脓肿、脓胸、支气管扩张等慢性感染，恶性或良性肿瘤，先天性心脏病等。少数患者继发于其他系统慢性疾患，有时甚至查不到原发病灶。发病原因一般认为是组织缺氧和局部血液循环量增加所致。

肺性肥大性骨关节病一般中年人起病，男多于女，好发于胫腓骨、尺桡骨，其次为手足短骨、肱骨及股骨。呈对称性和多发性，起病和进展均缓慢。表现为肢体及关节肿胀、疼痛、活动受限，可有杵状指或杵状趾畸形（图30）。X线片可见骨膜下新骨增生，呈花边状或呈葱皮状，可波及全部骨干，以骨干远侧最明显，皮质骨和髓腔正常。

本病治疗主要针对原发病，如果原发病治愈后，骨关节病的症状

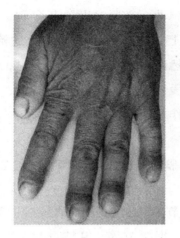

图30　杵状指

能很快减轻，甚至消失，复查 X 线片，杵状指或杵状趾畸形也可恢复正常。但是，如果原发病难以治愈，那么对本病来说疗效不佳，只能做对症治疗。

222. 何谓痢疾后关节炎？如何治疗？

痢疾后关节炎是与细菌性感染有关的一种关节炎，溃疡性结肠炎、节段性回肠炎有时亦可伴有类似的关节症状。分析本病的发病机制，与变态反应有关。

本病常于细菌性痢疾痊愈后 2~3 周内，发生单发或多发性关节肿胀，最常侵犯大关节，以膝关节受累最多，多有关节积液、影响行走、疼痛不明显。多个关节发病时，可伴有发热症状，化验血沉增快。检查局部关节有肿胀、波动感，皮肤温度略升高，无明显压痛。穿刺抽出关节液为淡黄色渗出液，含蛋白质及白细胞，细菌培养阴性。X 线检查：骨质无明显破坏，关节周围软组织肿胀，关节间隙较模糊。

治疗痢疾后关节炎，患者应卧床休息，给予高热饮食。局部短期用夹板或石膏托固定制动，必要时做关节穿刺，抽出关节液。同时可应用水杨酸制剂和肾上腺皮质类固醇。经上述治疗后，症状可消失，关节功能恢复正常。然而当痢疾或肠炎复发时，关节炎亦可复发。由于溃疡性结肠炎、节段性回肠炎引起关节炎者，若施行手术做肠段切除，关节炎可不再发作或逐渐痊愈。

223. 结核性反应性关节炎是何种疾病？

同其他反应性关节炎一样，感染结核后同样可引起反应性关节炎，多发生于膝关节、肘关节等。其特点与关节结核不同，首先是远隔部位结核病灶释放的毒素引起的关节滑膜的变态反应，而不是结核杆菌直接破坏关节滑膜引起的，所以其表现要比关节结核轻，表现为关节肿胀积液，但滑膜增生不明显，也可以多关节交替出现症状，或者合并胸膜炎、心包积液等，多是反应性炎症，而非直接感染。患者可以出现结核中毒症状，如低热、盗汗、食欲不振等，血沉增快、C反应蛋白（CRP）升高，往往有结核病史。抗结核治疗后症状很快消失。一般不用手术治疗，关节功能恢复良好。

224. 精神错乱也可以引起关节疼痛吗？

在临床上常见到一些患者，尤其是女性患者，她们常常很生动地描述关节的疼痛，有时还有夸张的表现，所谓的"痛的什么也不知道"。可查体却发现关节不肿、不红，关节周围的肌肉也没有明显萎缩。X线检查及化验检查均正常。这是什么疾病呢？

这是由于精神错乱引起的关节疼痛，发病率男：女为1：3，任何年龄均可发病，特别好发于30~60岁，常见于有神经官能症家族史的强迫观念型的、兴奋或抑郁型的人。发作之前常有精神紧张，其特点为任何或所有的关节都可侵犯，常见下背部疼痛，疼痛部位可能取决于患者的意向。关节疼痛和僵硬，患者常用生动的词汇描述其疼痛性质，休息或止痛剂可能没有效果。检查关节没有阳性体征。常伴有头痛、紧张或失眠等症状。X线及化验检查正常。对此类患者的治疗，心理安慰非常重要，首先要坚定患者的信心，心理医生也许会有更好的措施，可根据病情给予地西泮（安定）等药物。

225. 半身不遂也可伴发关节炎吗？

临床上脑出血、脑梗死常见，多表现为突发的半身瘫痪、偏瘫肢体，常伴发暂时性关节炎，称为半身不遂性关节病，是神经性关节病的一种。关节炎发生于半身不遂后1~5周，年龄多在60岁以上，男女均可发病，常侵犯麻痹肢体的膝、踝、腕或肘等关节。被侵犯的关节突然发生疼痛及肿胀。关节有渗出液、发热及触痛。一般情况下2~6周关节炎可完全缓解，而不留后遗症。X线检查没有特殊变化，但由于患者多是老年人，所以X线可有退行性改变。化验检查可有炎性关节渗液的表现。对于此类关节病的治疗，主要为主、被动功能锻炼及关节穿刺抽液，也可行关节内封闭注射，关节炎可很快恢复。

226. 何谓癌肿性关节炎？

癌肿性关节炎是发生于任何类型癌症患者的一种关节炎，但特别好发于支气管肺癌、前列腺癌和乳腺癌。这种关节炎并不是由于肿瘤直接转移到骨或关节所致的。其症状与类风湿关节炎相似，所以如癌症患者患有关节炎，如果找不出其他关节炎致病的原因，就应考虑到癌肿性关节炎。

该病的好发年龄为50~60岁，男：女为2：1。关节的典型发作大约在肿瘤体征出现前 1 年，而较少见于肿瘤体征出现的同时或以后发作。该病常累及膝、踝、掌指及足的小关节，20% 为单发。患病关节突发疼痛，常很严重，急性期可有局部红、肿、热、痛。其病程各不相同，症状一般在肿瘤控制后完全或部分缓解。X 线片有时有软组织肿胀、阴影增厚、关节腔狭窄等表现，有时被误认为"骨关节结核"。本病以治疗原发病为主，也可应用消炎止痛类药物。

227. 细菌性痢疾可以合并关节炎吗？

当然可以。细菌性痢疾在我国多见，以夏秋季为多发季节。痢疾多为志贺菌属的感染。关节炎与痢疾合并发生，一般是在痢疾发病 2~3 周后出现关节疼痛，侵犯一个或多个关节，常见于膝关节、肘关节、腕关节或手指关节。主要表现为关节疼痛及肿胀。常见发热，有时可合并腱鞘炎。应用抗生素往往不能缓解关节炎症状。症状延续数周或数月，最后消失。化验检查：血沉增快、白细胞计数轻度增多；关节液为淡黄色、微混浊、呈蛋白样黏液，但无菌。本病的治疗，主要应用止痛剂如阿司匹林等，补充维生素 C 和关节功能锻炼。

228. 何谓病毒性肝炎所致的关节炎？

病毒性肝炎在我国多见。由肝炎病毒引起关节炎尚未引起临床医生及患者的重视，所以了解这方面知识就显得特别重要。

此类关节炎往往出现在急性肝炎早期，或肝炎前数月至一年，或在慢性肝炎的过程中，发病机制尚不清楚，可能与病毒长期存在及自身免疫反应有关。发病前有不舒服、发热、食欲不振及关节疼痛、僵硬。关节炎在手的近侧指间关节为常见，偶尔见于肩关节、髋关节、肘关节、踝关节且双侧对称发生。半数病例有关节的红、肿、痛。化验主要是肝炎各项指标阳性，乙肝表面抗原阳性。关于本病的治疗，应重视肝炎的治疗，强调多休息，注意营养，避免对肝胆的各种有害刺激。应用水杨酸类制剂对于此类关节炎往往无效，一般黄疸出现后，关节症状自行缓解，在五周内关节完全恢复。中药的使用是较好的治疗方法之一。

十

关节病的检查、
治疗及护理

229. 什么叫关节造影?

除了拍关节正侧位片外,有时根据病情需要做 X 线的特殊检查,此种检查是在普通 X 线摄片的基础上,通过某些特殊装置或技术,使关节或其周围的软组织能显出一般摄影所不能显示的征象,其中最常用的是关节造影。这种检查方法是将造影剂注入关节腔内,用以了解普通摄片难以显示的关节软骨、关节内软组织及关节囊等。临床上常用气体或碘离子造影剂做关节造影,如膝关节充气造影用于半月板损伤的诊断。

目前由于关节镜技术的应用,关节造影已经很少应用。

230. 常见几种滑液检查的临床意义是什么?

关节疾病不同,其滑液的特征也不同,临床可借此进行鉴别诊断。常见的有:①血性滑液,说明关节内损伤,若血性滑液内有脂肪滴,往往表示有关节内骨折;②脓性滑液,有时可查出化脓菌和大量脓细胞,说明为急性化脓性关节炎;③若滑液为草黄色、混浊液体,有时可含有类似奶酪样物质者,多为关节结核,一般情况下炎症引起的滑液变化多混浊,黏稠度不大,白细胞含量高,蛋白量高,而非炎性滑液则透明、微黄,红、白细胞计数少、蛋白量低;④在红斑狼疮患者的新鲜关节液中,有时可找到狼疮细胞;⑤类风湿关节炎患者的血液中含有类风湿因子，而在周围血液中未证实有类风湿因子以前，关节液中即可检出类风湿因子；⑥痛风性关节炎的滑液中可检出尿酸盐结晶。

231. 关节病的治疗原则是什么？

关节病的致病原因复杂，治疗方法多种多样，一般情况下有以下几个原则：

（1）病因治疗　细菌、寄生虫、真菌、病毒感染可以导致关节炎，体内营养代谢障碍、变态反应及内分泌的紊乱也可引起关节炎，外伤、慢性机械性刺激及肿瘤也可能成为关节炎的病因，所以针对这些病因做相应的治疗就显得十分突出。

（2）对症治疗　关节炎的症状有急、慢性之分，对急性病的治疗方法是及时采取必要的措施，立即控制疾病的发展。对慢性病则坚持不懈，做好持久战的准备，再辅以有效的治疗及康复措施，达到根除的目的，但有时并不能很快除掉病原，所以不能掉以轻心和疏忽大意。

在治疗方法的选择上，既要提高自身抵抗力，增强体质，又要防止疾病的发展，二者兼顾，合理选择利多弊少的治疗方法。否则，不但达不到预期的治疗效果，反而又会添新病，增加治疗的复杂性。

232. 关节病的患者如何加强营养？

急性关节炎的患者往往起病急、症状重，患者一时难以适应病态情况下的生活，所以心情烦躁、抑郁、茶饭不思。长期严重的慢性关节病如痛风、类风湿关节炎、系统性红斑狼疮性关节病导致机体严重受损、蛋白丢失、维生素缺乏，这些均可造成营养缺乏，所以及时补充、加强营养非常重要。

如何加强营养呢？一般包括以下几个方面：

（1）热量的补充　一般在完全卧床时，所需热量为基础代谢的1.2倍，而起床活动后，须增加热量25％以上。热量的主要来源为食物中的碳水化合物（淀粉、糖）和脂肪。蛋白质不是提供热量的物质，对于不能进食的患者，可静脉注射脂肪乳剂。

（2）蛋白质的补充　蛋白质是人体各组织的重要组成物质，主要存在于细胞和血液内。蛋白质对于关节病及外伤愈合较为重要。正常情况下，成人的蛋白需要量为每公斤体重1克，其中1/3应为动物蛋白质、植物蛋白质的需用量则需增加，儿童需用量是成人的3~4倍。鸡、鸭、鱼、肉、蛋是富含蛋白质的食物，应选择食用，对不能进食的患者，则需静脉补充血浆、白蛋白、新鲜血液或水解蛋白注射液。

（3）维生素的补充　维生素是人体正常生理过程中必不可少的。维生素缺乏对关节病患者有特殊的意义，应及时补充。各种蔬菜、水果中维生素含量高，所以应鼓励患者食用，对于不能进食者，可应用各种维生素的药物制剂，肌注或口服均可。

233. 治疗关节炎常用的药物有哪些？

目前，临床上常用的药物包括以下几种：

（1）水杨酸类制剂如阿司匹林或水杨酸钠片　此类药物抗风湿及抗炎作用很突出，故多用于抗风湿。有人认为水杨酸钠能使垂体释放大量促肾上腺皮质激素，也可能是抑制了前列腺素的合成及透明质酸的活动，使组织的渗透性降低。此药有明显的解热、镇痛和消肿的效果。然而效果虽好，毕竟是对症治疗，不能根治风湿。该药的副作用主要是胃肠道黏膜的刺激，引起恶心、呕吐、多汗，故饭后服药。若副作用严重，应停药，停药后症状会逐渐消退。常用剂量：阿司匹林0.5克，每日3次，口服。

（2）非类固醇类药物　此类药物为非皮质激素类的化合物，其抗炎、解热、镇痛作用较强，常常用于治疗风湿性关节炎、强直性脊柱炎、骨关节炎等，也可用于类风湿关节炎，它也有轻度的胃肠刺激症状，如食欲不振、胃痛、腹泻等。常用剂量：消炎痛 25～50 毫克，每日 3 次，口服。近年来还有一种非类固醇类药物，临床应用很广，即扶他林，其有效成分为双氯芬酸钠，适用于风湿病引起的炎症和疼痛。同样它有胃肠道刺激症状，所以禁用于胃溃疡的患者，有时有胃肠道不适、头痛、头昏的副作用，可选择应用。

234. 关节患病时动与静的辩证关系是什么？

关节是人体运动的枢纽，神经及肌肉的功能均通过关节的活动才能表现出来，所以关节的运动是十分重要的。然而关节患病后，尤其在急性期关节的活动不仅加重关节病情的发展，而且引起剧烈的疼痛，导致病变加重，最终使关节致残，所以关节病的急性期应该维持关节静止和休息，这样既可减少不必要的疼痛刺激，还可促进炎症的控制和吸收。但是关节静止不动，容易导致肢体血液循环缓慢，软组织得不到充分营养，引起退行性改变，关节囊及滑膜将挛缩，反而妨碍关节功能的恢复。另外急性期渗出关节腔内的纤维蛋白原，由于关节静止不动，纤维蛋白原容易变成结缔组织，引起关节强直，丧失关节功能。所以在急性期过后，应该鼓励多运动关节，运动幅度由小到大。由此看来，关节的活动与静止是矛盾的两个方面，活动是绝对的，静止是相对的。既不能过分强调活动，也不能长期保持静止，活动与休息视病情而变化，要动中有静、静中有动，动静结合。

235. 急性关节病治疗期间如何做功能锻炼？

关节病后，关节功能的恢复，主要取决于患肢肌肉力量的强弱，关节是否粘连等。为了使关节功能更好地恢复，必须从急性期开始进行功能锻炼，如果锻炼的太晚，则使关节功能恢复困难，所以在急性期就应进行关节功能锻炼。一般包括两个方面：一是主动锻炼，主要是练习患肢的肌肉收缩，定时有规律的、有节奏的使患肢的肌纤维收缩与舒张。这样坚持练习，可有利于炎症的吸收，为以后关节功能的恢复创造条件；二是被动辅助功能锻炼，用力不要太大，活动幅度要小，所以按摩无病变肌肉组织，手法要轻柔，绝不能以被动活动代替主动活动，否则有加重病情的危险。

236. 关节疾病恢复期如何做功能锻炼？

中、晚期关节疾病的功能锻炼，除坚持主动和被动锻炼外，还应包括体疗和理疗。理疗的目的在于促进患病关节周围的血液循环、增强局部营养，缩短炎症吸收过程，同时使挛缩的组织软化，还可以促进新陈代谢，增强体质。体疗的目的在于刺激机体所有各主要系统的机能活动及训练患者机体产生代偿功能，改善肌肉的营养，恢复和增强其作用力，从而促进关节功能的恢复。理疗方法包括热水浴、热敷、超短波、红外线、磁疗及温泉浴疗法等多种多样方法，可根据病情选择应用。体疗包括按摩肌肉、运动体操及积极参与力所能及的日常活动及运动如散步、爬山、打球、洗衣服、洗菜等，这样既可以恢复功能，又能增强战胜疾病的信心。

237. 皮质激素的利与弊是什么？

激素是指肾上腺皮质分泌的一种激素，又称类固醇药物，临床上常用的氢化可的松、泼尼松、地塞米松即属此类。这类药物目前有滥用的趋势，更有甚者把"激素"当作"灵丹妙药"而大量应用。殊不知，皮质激素除了治疗作用外，其副作用及引发临床问题也很严重，所以一定要严格选择、慎用。本文就皮质激素的利与弊做一介绍，以便广大患者更好地了解并掌握这种药物。

皮质激素有利的方面：皮质激素可降低人体对感染中毒或其他变态反应原的敏感性，可使炎症的局部血管收缩，使之渗透性降低、渗出液减少。可以改善肾毛细血管基膜的通透性，促进蛋白质分解，提高代谢，使血糖增高或肝糖原形成增加，所以激素在治疗关节病中适应于结缔组织疾病，如类风湿关节炎、风湿病、变态反应性疾病、血液病及各种慢性创伤性关节炎。

皮质激素的副作用：不利于炎症的控制，易使感染扩散蔓延；由于抑制了成纤维细胞，可能影响手术创口的愈合，还可引起骨质疏松，加重原有的胃肠道溃疡病；引起股骨头坏死；血糖升高、血压升高等。所以在糖尿病、心脏病、高血压及肾脏疾病者应慎用。

238. 封闭是怎么回事？

你也许知道什么叫封闭，或许也接受过封闭治疗，但对它的作用不一定了解。特别在一些人的心目中，封闭是万能的，而在另一些人看来，封闭只能起暂时作用，是一种暂时治疗措施，其实这两种看法都有一定的片面性。

现在许多医院都做封闭治疗，许多软组织疼痛及关节疼痛的患者也愿意接受。的确封闭治疗缓解或治愈了许多疼痛疾病，但它并不是完美无缺的治疗方法，了解并正确地使用才能最大限度发挥其治疗作用，避免其副作用。

封闭是将一定的药物注射在疼痛部位、关节内或神经走行的部位，主要用于止痛。这种方法的特点就是直接给药，药物可以立即到达病变部位，在局部发挥最大的治疗效果。如果适应证、注射部位及药物选择适当，常可起到立竿见影的效果。注射时由于针头刺入和药物推注，可以改善局部组织代谢和起到松解的作用，还可有解除肌肉痉挛、消除炎症水肿、促进炎症吸收和止痛的作用。

但另一方面，封闭选择的药物多是麻醉药物如利多卡因加上激素如地塞米松、泼尼松，这就增加了许多感染的机会和危险，一旦感染，扩散很快，且很难治愈，这就要求封闭时特别强调无菌及无菌操作，需一定的无菌条件和设备。在临床工作中，我们见到了许多由于无菌条件不好或没有注意这方面问题，强行封闭而导致的感染，治疗非常棘手，给患者造成了不可估量的损害。虽然注射激素并不引起全身毒副作用，但局部的感染足以致残。另外，封闭时患者疼痛剧烈这也是缺点之一，所以在选择封闭治疗时，医生和患者都要慎重。特别不要迷信这种方法，但也不用特别惧怕，如选用得当，效果还是不错的。

239. 单纯用普鲁卡因或利多卡因进行封闭治疗行吗？

封闭的主要危险是感染，感染是由于加用激素造成的。如果去掉激素是否可以呢？能否起到治疗作用呢？笔者近十来就一直研究这个问题，并从临床诊断行神经阻滞中受到启发，发现单纯应用普鲁卡因或利多卡因进行封闭治疗效果确切，不比加用激素逊色，由于去掉激素，大大减小了感染的概率，对无菌条件要求相对较低，且患者注射时几乎不痛，所以很受患者的欢迎，近年来我们应用此种方法治疗近数百例臀上皮神经炎、第三腰椎横突综合征、胫骨内髁炎等患者，无一例发生感染，且疼痛缓解率达90%以上，推测其治疗的机制，可能有以下几个方面：①麻醉药物扩张血管的作用，使局部疼痛点的代谢改善；②使用的麻醉药物的注射浓度小、液体量较大，在局部有液体扩张作用，可能起到松解粘连的作用；③这些液体起到冲洗、稀释局部致痛因子的作用；④解除局部肌肉痉挛作用；⑤促进炎症吸收作用。具体方法：每次 0.5% 普鲁卡因 10~20 毫升或 0.5% 利多卡因10~20 毫升，抽吸无血后再注入封闭，注意先静坐或平躺 10 分钟，观察有无头晕、恶心，一般情况下患者无任何不适，除少数患者由于对麻药敏感或其吸收后的作用，可有轻度反应，但一般 10 分钟以后就消失。利多卡因由于渗透性强，且无过敏现象，所以我们常用利多卡因，每周 1 次，每 3~5 次一个疗程，一般 1~2 个疗程即可。需要封闭治疗的朋友不妨一试。

240. 中药熏洗疗法是怎样治病的？如何操作？

熏洗疗法是中医药外治法的一种，是用中草药煎汤，趁热在皮肤或患处进行熏蒸、淋洗的治疗方法。中医理论认为，本法是借助药力和热力，通过皮肤、黏膜作用于肌体，促使腠理疏通、脉络调和、气血流畅，从而达到预防和治疗疾病的目的。现代医学实验证实，熏洗时湿润的热气能加速皮肤对药物的吸收，同时皮肤温度的升高，可导致皮肤微小血管扩张，促进血液和淋巴液的循环，因此有利于血肿和水肿的消散。加上温热的刺激能活跃网状内皮系统的吞噬功能，增加细胞的通透性，提高新陈代谢的作用，所以对慢性炎症有良好的疗效。

熏洗疗法可分为全身熏洗和局部熏洗法两种，比较常用的是局部熏洗，根据患病的部位、大小不同而使用不同的药物、用具进行熏洗，一般每天熏洗 1~3 次，每次 20~30 分钟，疗程视不同疾病而定。例举常用的手和足部熏洗方法如下：

（1）手熏洗时，拟定对症的药物处方，准备好脸盆、毛巾、布单。将药物放入适量的水煎煮至水沸约 20 分钟后，滤出药渣，将煎好的药汤趁热倒入脸盆，患者先把患病手臂搁于盆口上，盆口上覆布单不使热气外泄。待药液不烫手时，把患手浸于药液中泡洗。熏洗完毕后用干毛巾轻轻擦干，注意避风。

（2）足熏洗法则需准备好高而略细的木桶、小木凳、布单、毛巾，将煎好的药汤趁热倒入木桶，桶内置小木凳，略高出药液面。患者坐在椅子上，将患足搁在桶内小木凳上，用布单将桶口及腿盖严，进行熏疗。待药液不烫足时，取出小木凳，把患足浸在药液中泡洗。根据病情需要，药液可浸至踝关节或膝关节部位。熏洗完毕后擦干皮肤，注意避风。

241. 中药熏洗疗法用于治疗哪些疾病？常用哪些药物？应该注意些什么？

熏洗疗法适用范围较广，对于骨科临床上应用更为普遍。慢性软组织损伤或急性损伤后期、关节肿胀疼痛、强直痉挛、肌肉酸痛以及神经受累表现的麻木甚至瘫痪，都可以应用。尤其多用于四肢关节的损伤，对骨折长时间固定后出现的肢体肿胀、关节僵直、疼痛，采用中药熏洗，配合功能练习，常能有理想的疗效。

根据文献记载熏洗疗法采用的中草药方剂有几十种，加上民间的单方和各地医院自己配制的方剂，无法一一例举，使用的药物100余种。常需要结合临床酌情选药，但常用的药物多具有祛风湿、止痛活血、温经通络作用。如桑枝、桂枝、红花、艾叶、伸盘草、透骨草、防风、荆芥、川椒、川芎、海桐皮、刘寄奴、羌活、威灵仙、当归、苏木等。总之要对症选药。

熏洗疗法无绝对的禁忌证，但妇女月经期及妊娠期不宜坐浴和熏洗阴部；药物熏洗时，药量较大，毒性药物较多，因此禁止内服；炎夏季节，熏洗药液不可搁置过久，以防变质；熏洗前，要做好一切准备，以保证治疗顺利进行；治疗期间要注意适当休息，避免劳累；熏洗后立即擦干患部，并注意避风；熏洗时药液温度要适当，太高了容易烫伤，太低了又影响疗效；煎药所加清水视具体情况而定，不能太多或太少，太多时药物浓度过低，太少时热量不够，均会影响疗效。另外，熏洗疗法治疗的同时可酌情与其他疗法配合使用，以增加疗效。

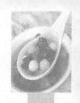

242. 关节疼痛的患者多有什么样的心理问题？

关节是骨与骨联系的纽带，是人体运动系统的重要结构。由于关节疾患引起的疼痛和功能障碍，可引起劳动、生活的诸多不便。发生膝关节疼痛以后，因为缺乏基本的医学知识，可能出现以下情况：多数患者，尤其是症状较轻者，往往忽视疾病的存在，而不能及时就医或根据他人或广告的宣传，自行购买止痛药物，甚至使用肾上腺皮质激素类药物。这些药物对于风湿、创伤、劳损引起的关节疼痛虽能暂时缓解，但对其他原因引起的疼痛则可能掩盖病情，影响正确诊断及治疗。骨与关节化脓性炎症或结核引起疼痛者，可使其扩散，加快病情进展。个别患者缺乏科学态度，把疾病理解为命运注定，是不能抗争的。所以，不积极到医院实施正确的检查和治疗，而是寻仙求药，梦想借助神灵之力去病除灾，造成对疾病诊断的延误，失去早期治疗机会。

部分患者由于关节疼痛不愈，便误认为是患了脑血管疾病、瘫痪或骨肿瘤，而产生精神紧张，容易激动，轻微的刺激就暴跳如雷。有的怀疑自己患了不能医治的疾病，往往将自己的症状和某位肿瘤截肢或瘫痪患者相比，结果出现疑病妄想、内心恐惧、情绪低沉、对事物缺乏兴趣、对前途悲观失望等。甚至不相信科学仪器的检查结果和医生的治疗意见和善意劝告，产生违拗现象，这些都不利于疾病的正常治疗。

243. 如何克服关节疼痛患者的心理障碍？

关节疼痛患者各种心理问题的产生，在于患者缺乏必要的医学知识和正常的心理、情感状态。发病后，要向有经验的人包括医生、护士和患病已愈的人请教或咨询，多看一下与本病有关的科普书籍，正确了解有关关节疼痛的基本知识。虽然引起关节疼痛的原因很多，如风湿、损伤、退行性病变，化脓性关节炎、结核及骨软骨瘤和滑膜肿瘤等，但其致病的机制和所出现症状不同。骨与关节结核者多有结核接触史，午后发热、盗汗乏力、食欲减退。化脓性关节炎症则有寒战、高热、局部红、肿、热、痛，皮肤红、压痛明显，关节活动严重受限。骨肿瘤多见于青少年，生长迅速，但很少发热，皮肤不红，早期不影响关节活动。所以对关节疼痛的治疗应从查明原因入手，通过必要的仪器检查，得出正确诊断。

随着医学科学不断发展，关节疼痛只要能做到早期诊断、及时治疗，大多是能彻底治愈的，且不留任何后遗症。即使是骨与关节肿瘤，通过瘤段切除、人工假体置换或灭活回植以及放射治疗、抗肿瘤药物的应用等，也可取得较好的治疗效果，避免了截肢造成的身体残缺。

总之，患者的良好心态、主动配合医生治疗，对于疾病的康复和关节功能恢复是至关重要的。

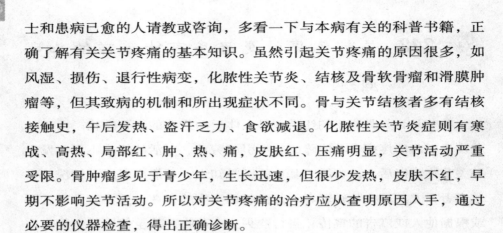 **244. 如何做关节功能障碍患者的心理护理？**

关节功能障碍患者的心理护理应由医生、护士和家属共同完成。包括以下几点：

（1）充分尊重患者的知情权　患者就诊后首先想了解的问题就是自己患了什么病，该病的病因、病理过程及转归、预后，正确适度的医学知识教育对增加患者对所患疾病的认识、消除紧张、焦虑及不必要的恐惧和疑病妄想、增强战胜疾病的信心是十分必要的。要根据患者年龄、性别、职业、文化水平和心理素质，采用不同的方法如系统讲解、典型病历、同室或已愈患者的现身说教等。

（2）创造良好的诊疗环境　整洁、安静、舒适的诊室，经验丰富、态度和蔼、责任心强的医生，细致、周到的检查和对患者高度负责的态度等，均能对患者心理产生重要影响。增加患者对医生的信任，建立平等、尊重、合作基础上的医患关系。

（3）针对病因，建立科学、完善的治疗护理方案 患者的一切心理障碍均源于疾病痛苦，解除病痛才是去除心理障碍的根本措施。解除关节疼痛除针对病因进行治疗外，护理和功能练习是非常必要的。如适当限制关节负重和剧烈运动，进行关节周围肌肉的等张练习，使用支具和辅以必要的按摩、热疗等。

（4）充分发挥患者家属的作用 关节运动障碍造成的劳动、生活不便致使患者情绪低落、易激动，甚至对未来产生悲观、失望感。此时，家属、亲友的言行举止，常直接影响患者。家属、亲友良好的情绪能给患者以安慰和支持，其不良情绪亦给患者恶性刺激。所以应对患者家属进行保护性医疗的宣传和教育，使其同情、理解患者的痛苦，和颜悦色地鼓励患者，合理安排患者生活，解除患者后顾之忧，如个人前途和家庭生活问题、经济问题等。创造一个从家庭到医院、从家属到医护人员的立体疗养环境。

245. 石膏固定后怎样护理？

石膏是固定骨折、矫正畸形常用的物品。石膏固定后应注意以下几点：

（1）尽早使石膏干固 石膏在未干固前极易折断，使固定失效。因此，患肢不应覆盖被单等，保持患肢悬空通风，必要时应用电扇、电吹风、烤灯等促其尽快干燥。

（2）观察肢体血液循环 石膏固定后如出现肢端皮肤青紫、发冷、肿胀或感觉疼痛、麻木者，说明有血液循环障碍，需及时松解或拆除石膏。

（3）预防压疮 石膏固定后，石膏边缘、骨突起部位极易发生压疮，应定时观察。如感觉石膏内某一部位有持续疼痛时，应及时检查或开窗减压，以防止软组织溃疡或神经麻痹。

（4）观察伤口渗血　手术或开放性骨折石膏固定术后，常会有血液渗透至石膏表面。应注意血渍边界有无扩大，如扩大说明有继续出血，应及时处理。

（5）石膏固定部位的皮肤不能清洗，易产生瘙痒感，可用酒精滴入止痒而不能用硬物搔抓，以免擦伤皮肤，发生感染。

（6）保持石膏清洁　白色石膏容易污染，可用肥皂水擦拭，但不可浸水过多，防止石膏软化，丧失固定作用。会阴及臀部石膏易被粪便污染，可加用塑料布保护。

（7）石膏固定期间，应注意未固定关节的功能锻炼，以促进肢体血液循环，保持关节软骨的营养和关节活动范围。

246. 手杖和拐杖的作用有哪些？

手杖和拐杖都是辅助步行的工具，因负重点不同，支撑力度亦不同。手杖短而细，负重部分在手和前臂，支撑力度小，稳定性差，长时间使用易疲劳。但使用灵活，适用于关节功能障碍较轻，仅需轻微辅助即可正常行走的患者或老年人。

拐杖（腋拐）常用弹性强、质地坚硬的木材或铝合金制成。拐下端装有橡胶头，腋下有海绵垫，其长短和把手位置的高低可以调节，使用方便，支撑力强，依靠双上肢支持体重，较省力。使用双拐时，先将两拐同时移放在两腿前方，然后提起健肢移到两拐的前方，再将两拐同时向前移到健肢前方，如此反复，使健肢与两拐保持一等边三角形，这种位置最稳定。当一侧下肢不能完全负重时，应使用双侧腋拐。

247. 如何护理膝关节手术后的患者？

膝关节是人体主要的负重关节之一。膝关节的很多疾病如关节内骨折、韧带和半月板损伤、类风湿关节炎、结核性关节炎、化脓性关节炎、骨关节病、各类滑膜炎、肿瘤等均需行手术治疗。膝关节术后应注意做到以下护理：

（1）早期制动　包括小腿皮肤牵引或石膏固定，目的在于减少术后因关节运动造成的疼痛及渗出增多。化脓性炎症及结核术后固定，有利于原发病灶的控制。如术后粘连或关节僵直不可避免时，可使其处于关节功能位，以最大限度保留肢体功能，并防止关节周围发生病理性骨折。制动时因病因不同而异，如关节结核术后应制动6~8周，而半月板切除、人工膝关节置换术后1周即可功能练习。

（2）患肢抬高30度，以促进静脉回流，减轻肢体肿胀，防止深静脉血栓形成。

（3）股四头肌收缩练习　即在不改变关节位置的情况下，使股四头肌收缩，带动髌骨上下活动。应在术后早期进行，以增强股四头肌肌力，避免关节内粘连，保持关节稳定及屈伸功能。同时，通过肌肉收缩时静脉泵的作用，改善肢体血液循环，防止深部静脉血栓形成。股四头肌每天收缩次数应根据患者年龄、耐受力及手术种类而异，要小量渐增，以运动后无局部疼痛、肿胀或发生在几小时内即可缓解为好。

（4）被动关节活动器（CPM）　一般在术后2~3天即可应用，能防止关节内粘连，缩短术后康复时间。

（5）主动关节功能练习　对人工膝关节置换、关节清理、骨折内固定术后，内固定牢靠者应在体力恢复、局部疼痛、肿胀缓解后进行。关节内炎症、结核等应在原发病控制后进行。疼痛严重或对疼痛比较敏感者，锻炼前可用小量镇痛药物或辅以理疗、按摩等。

248. 如何护理髋关节手术后的患者？

髋关节是人体主要的负重关节之一，很多疾病均可累及髋关节。髋关节术后护理和康复与手术技术一样，对关节功能恢复是非常重要的。

（1）髋关节手术后宜取平卧位，患肢伸直防止屈髋畸形。应用皮牵引或矫形鞋，避免肢体旋转时产生疼痛。术后24~48个小时拔除引流管（化脓性炎症切开引流除外）。

（2）因髋关节手术者多为老年人，术后应鼓励咳痰，坐位深呼吸或给予拍背。大量饮水以冲洗泌尿系统，防止感染。应用海绵垫或气圈帮助腰骶部、粗隆部皮肤按摩，防止压疮。应用硬性便器时，应防止皮肤擦伤。

（3）早期膝、踝关节做屈、伸运动，促进肢体血液循环，防止肢体肿胀及深部静脉形成血栓。必要时应用足底静脉泵。

（4）人工髋关节置换术后3天，开始主动髋关节屈伸练习和伸直位内、外旋练习。逐渐过渡至坐位、站立位功能锻炼，应用习步架或借助床头作部分负重，直至用双拐、单拐、手杖及独立行走。

（5）股骨颈骨折术后，因股骨头血运差、愈合困难甚至发生缺血性坏死。可在术后3~4周扶双拐不负重下床活动。6个月后如局部无疼痛，走路无跛行，拍片骨折愈合后弃拐。在骨折未愈合期间，避免盘腿动作，防止骨折移位或内固定物脱出、失效。

髋关节术后应定期复查X线片，观察假体位置，及时发现股骨头缺血性坏死并给予正确治疗。

 249. 如何护理踝关节功能障碍的患者？

踝关节是由胫骨、距骨和腓骨共同组成的屈戌关节。在踝关节周围由诸多小骨形成关节，以适应足在各种路面上行走。踝关节的关节面比髋、膝关节小，但负担重量大，容易发生损伤，是踝关节功能障碍的主要原因之一。此外，踝关节周围因无肌肉包裹，位置表浅，当关节炎症、积液时症状明显。

踝关节韧带损伤较多见。伤后应用胶布或加压绷带固定，抬高患肢30度，减轻水肿。待疼痛消失后，逐渐增加活动量。一般固定3~4周。如韧带损伤愈合不良，将影响踝关节稳定。

踝关节骨折多行闭合复位，石膏固定于内翻或外翻位，应注意足部血运，定时观察足趾皮肤温度、颜色。如肿胀明显、足趾苍白或青紫，应及时松开石膏，请医生诊治。在骨突起部应警惕石膏压疮。如出现固定、持续性疼痛，应及时开窗减压。

因踝关节多为松质骨，缺乏肌肉包裹，术后渗血较多，应加压包扎，及时更换敷料。踝关节周围未固定的关节如足趾、膝关节和股四头肌应及早锻炼，以促进肢体血液循环。一般6~8周去除外固定，行踝关节屈伸练习并逐渐负重，恢复关节功能。

250. 足部手术后如何护理？

（1）足部手术后应固定于功能位，保留正常足弓，以维持正常步态。平卧时患肢抬高30度，有利于静脉回流，减轻足部肿胀。

（2）密切观察足部血运变化，如足趾肿胀、青紫或发绀、发凉、麻木，说明血供障碍，应及时松解包扎敷料，请医生处理。

（3）足部手术常因原有慢性疾病如脚气病、脚癣等而继发感染，术前应认真准备，手术在病情控制后进行。术后应用抗生素，及时更换敷料或酒精湿敷。

（4）尽早行膝关节及足趾屈伸练习。当足部下垂时，可能出现肿胀加重、皮肤青紫等静脉回流障碍症状，应给予热疗或中药熏洗。

251. 肩关节术后如何护理？

肩关节由肱骨头和肩胛骨关节盂组成，靠关节囊和周围肌肉、韧带稳定。因此，肩关节灵活性较强而稳定性不足，易发生关节脱位和软组织损伤、炎症。肩关节术后正确护理和体疗对其功能恢复至关重要。肩关节的正常活动范围前屈 90 度、后伸 45 度、内收 20~40 度。

肩关节手术后，患肢多置于功能位或屈曲、外展、内旋位，应用外展架维持固定，防止肩关节内收位挛缩、粘连。

手术疼痛缓解后（2~3 天），及早行肘、腕及手指功能练习，促进肿胀消退，防止关节僵硬、粘连。在练习前，可辅以蜡疗或其他热疗，以促进局部血液循环，减轻体疗时的疼痛，缓解肌肉痉挛，有利于关节活动。

肩关节功能锻炼的方式有：①肩关节环转活动（弯腰，患肢划圆圈动作），活动范围由小到大，每次活动 50~100 次，可根据耐受程度逐渐增加；②手摸砖墙法（以手触摸墙砖，由低到高），锻炼肩关节屈曲、外展和上举；③利用滑轮练习法，以健肢帮助患肢进行外展、内旋、上举运动。

锻炼早期疼痛较重者，可应用非甾体类止痛剂。

 252. 肘关节手术后如何护理？

肘关节包括肱尺关节和肱桡关节。其运动除屈、伸外，尚包括旋前和旋后运动。肘关节的活动范围屈 30~40 度，伸 180 度，前臂旋前 80~90 度，旋后 80~90 度。构成肘关节的肱骨下端比较薄弱，在儿童时期易发生骨折。

（1）肘关节手术后或闭合复位石膏或夹板固定后必须观察局部血运情况，如出现肢体远端剧痛、麻木、皮肤苍白、发凉、桡动脉搏动减弱或消失等，说明有血管痉挛或受压，应及时去除固定物，请医生处理。

（2）肘关节内固定术后多取功能位固定，要早期活动手指、掌指关节和肩关节，以促进肿胀消退，保持关节功能。

（3）肘关节功能练习应以主动练习为主，避免强力被动推拿、按摩和屈、伸锻炼，以免形成骨化性肌炎，可辅以器械练习。

（4）肘关节功能练习前可先行热疗或中草药熏洗，促进局部血液循环、减轻疼痛，为体疗做准备。

（5）肘关节手术或外伤易合并周围神经损伤，诊疗时应仔细检查。

253. 腕关节手术后如何护理？

（1）腕关节手术后应置于功能位，即腕背伸 20～25 度，拇指外展、对掌，其他手指略分开，掌指关节及近侧指间关节半屈曲，而远侧指间关节微屈曲，形状如握球状。

（2）腕关节术后应注意前臂和手指血运情况，如出现肿胀、张力性水疱、指端青紫或苍白、手指麻木及不能伸直时，说明有血管受压或筋膜间室综合征，应及时请医生处理。

（3）腕关节手术后除肌腱吻合需 3 周外，宜早期行手指和肘关节屈伸练习，可在健手协助下进行，以防止关节挛缩和肌肉萎缩。

（4）石膏管型固定时，应防止石膏压疮。

254. 何为手的休息位和功能位？

休息位是手休息时所处于自然静止的位置，表现为：腕关节背伸 10 度，示、中、环、小指如半握拳状，拇指部分外展，拇指尖接近示指的远侧指间关节（图31）。

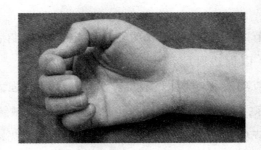

图 31　手休息位

　　功能位是手进行劳动时最常采用的和功能最大的位置。表现为：腕关节背伸 20~25 度，拇指外展、对掌，其他手指略分开，掌指关节及近侧指间关节半屈曲，而远侧指间关节微屈曲，形状如握小球的姿势。手或腕部外伤或手术后常固定于功能位（图 32）。

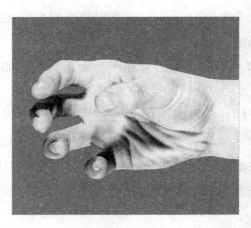

图 32　手功能位

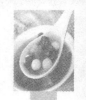

255. 手部手术后如何护理？

手是重要的劳动器官，具有复杂、精细、灵巧的功能。因此，手外伤或手术后护理的重点是恢复功能。

（1）手部外伤极易引起骨折、肌腱断裂或皮肤缺损。手术修复后要固定于功能位，特殊情况可取保护位，以便损伤肌腱或移植皮肤顺利愈合，使手保存最大功能。患肢用三角巾或吊带悬吊，平卧时手部抬高，以利静脉回流，减轻肢体肿胀。

（2）观察手指血液循环。血管损伤或压迫可引起供血不足，包扎过紧可引起静脉回流障碍。应仔细观察手指端皮肤颜色，如苍白或青紫，甲下毛细血管充盈时间延长，显著肿胀或指腹凹陷等，说明有血液循环障碍，应及时松动包扎敷料并及时请医生处理。

（3）渗血较多者，应及时更换敷料，防止局部感染。有感染者应立即拆除部分缝线，以利引流。

（4）在保证损伤组织修复的前提下，及早进行功能锻炼。早期可用健手或他人帮助被动屈伸手指及腕关节，待手指能自行活动后，则主动练习握拳、握物、拇指对指等动作，或用分指板练习。

（5）手部功能练习时，可配合蜡疗或其他热疗，以缓解疼痛和痉挛，促进肿胀消退。

256. 关节结核的患者如何护理？

骨与关节结核多继发于其他部位结核病灶，以髋、膝、腕关节多见。早期为单纯滑膜结核或单纯骨结核，晚期波及全关节，形成关节强直、肢体短缩，影响关节正常功能。应早期诊断，早期治疗。

（1）保持关节功能位 滑膜组织感染结核后，关节腔内有大量纤维蛋白渗出，容易形成关节粘连或纤维强直。软骨组织破坏可形成骨性强直，所以关节感染结核后，应用皮肤牵引或石膏将关节固定于功能位。一则减轻关节疼痛，有利于疾病的修复；二则在万不得已的情况下，使其强直于功能位。但在局部制动期间应加强关节周围肌肉的舒缩练习和未制动关节锻炼，以减轻肢体肿胀，保存关节功能。

（2）结核患者应加强营养　给予高蛋白、高维生素饮食。条件可能时，多做户外活动或日光浴。

（3）抗结核药物可损伤肝脏功能或听神经，应定期检查，如发现耳聋、耳鸣、眩晕、恶心、巩膜黄染等，应及时停药并行相应检查。

（4）表浅关节如膝关节结核可行注射抗结核药物治疗。常用药物有链霉素或异烟肼注射液等。注射时应注意无菌操作，防止混合感染。

（5）关节结核是一慢性感染性疾病，疗程较长，应有良好的心态，克服畏难情绪，积极配合治疗。

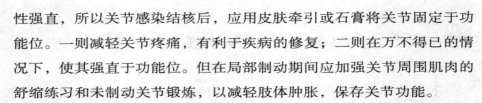

257. 在治疗关节疾病时，家属应如何配合医护人员？

（1）积极做好患者心理护理　无论任何原因造成的关节疾患，均可产生患者心理、生理上的痛苦，影响日常生活和工作。患者家属应以乐观、豁达的情绪影响患者克服悲观失望和畏难情绪，树立战胜疾病的信心，积极配合治疗。要切实解决好经济问题、工作问题，消除患者后顾之忧，以良好的心理状态接受治疗和护理。

（2）根据医生指示，协助患者做好关节功能练习　要耐心、细致、手法宜轻柔，以免给患者增加痛苦。对长期卧床者，鼓励患者深呼吸、自行排痰，骨突起部位皮肤给予按摩，预防坠积性肺炎和压疮。

（3）加强营养　给予高蛋白、高维生素饮食，以促进伤口愈合和疾病的恢复。长期卧床便秘者，给予蔬菜、水果及粗纤维食物，或用缓泻药物。